谨以此书献给中山大学一百周年华诞

（1924 — 2024）

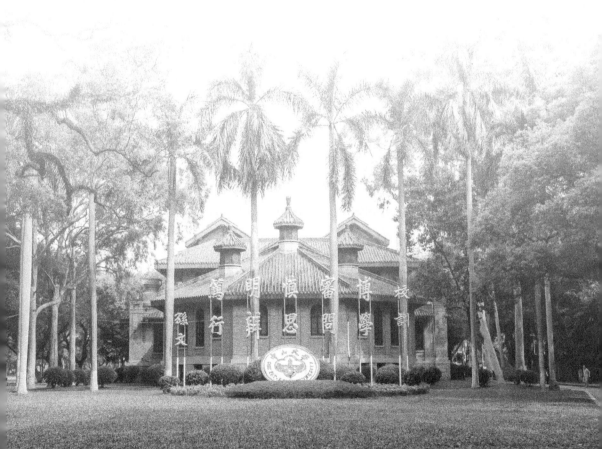

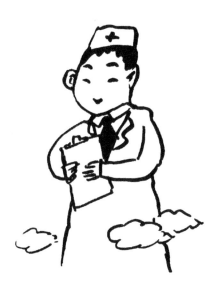

救人救国救世
医病医身医心

小林画

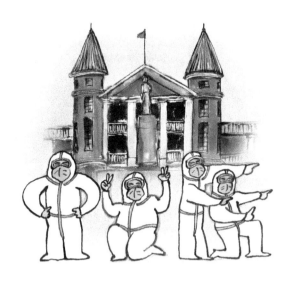

无敌中山医
我们一定赢

小林画

中山大学
医疗援助多米尼克纪实

王明飞 主编

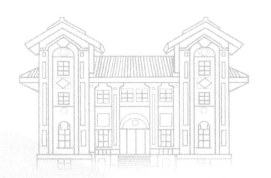
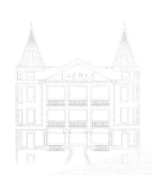

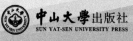
中山大学出版社
SUN YAT-SEN UNIVERSITY PRESS

·广州·

图书在版编目（CIP）数据

中山大学医疗援助多米尼克纪实/王明飞主编 . —广州：中山大学出版社，2024.2

ISBN 978 - 7 - 306 - 08042 - 4

Ⅰ. ①中⋯　Ⅱ. ①王⋯　Ⅲ. ①医疗队—对外援助—概况—中国
Ⅳ. ①R197. 8

中国国家版本馆 CIP 数据核字（2024）第 040216 号

ZHONGSHAN DAXUE YILIAO YUANZHU DUOMINIKE JISHI

出 版 人：王天琪
策划编辑：谢贞静　陈文杰
责任编辑：谢贞静
封面设计：林绵华
责任校对：周擎晴
责任技编：靳晓虹
出版发行：中山大学出版社
电　　话：编辑部 020 - 84110283，84113349，84111997，84110779，84110776
　　　　　发行部 020 - 84111998，84111981，84111160
地　　址：广州市新港西路 135 号
邮　　编：510275　传　　真：020 - 84036565
网　　址：http://www.zsup.com.cn　E-mail：zdcbs@ mail. sysu. edu. cn
印 刷 者：广东虎彩云印刷有限公司
规　　格：787mm×1092mm　1/16　9.5 印张　200 千字
版次印次：2024 年 2 月第 1 版　2024 年 2 月第 1 次印刷
定　　价：39.00 元

编 委 会

序 一

　　人类在互助中成就伟大。党的十八大以来，习近平总书记提出构建人类卫生健康共同体理念，中国援外医疗队就是这一理念的模范践行者。

　　1963 年，中国向阿尔及利亚派出了第一支海外医疗队，开启了中国长达半个多世纪的援外医疗历程。在过去的几十年里，中国援外医疗事业的覆盖面和影响力不断扩大，面向 76 个国家和地区派遣了医疗队员近 3 万人次，援外医疗工作从单一的医疗援助转向了全方位的卫生合作和技术支持，继承并发扬了老一辈无产阶级革命家毛泽东主席、周恩来总理开创的国际人道主义伟大事业。

　　中山大学一直是这一伟大事业的积极参与者。创建于 1866 年的中山医学院（前身）是中国西医的发祥地。中国民主革命的伟大先驱孙中山先生曾就读于此。中山大学各附属医院以其卓越的医疗、科研和教学水平在国际享有盛誉。在过去的几十年里，中山大学曾派出众多医疗队到加纳、赤道几内亚、斐济、塞尔维亚以及多米尼克等地。一批批医疗队员始终牢记重托，以精湛的医术和高尚的医德全心全意地服务受援国人民，促进其医疗卫生事业发展和人民健康水平的提高，赢得了这些发展中国家人民的爱戴。他们的行动不仅体现了人道主义精神，更彰显了中国医学教育与医疗服务的国际责任感和使命感。中山大学援多米尼克医疗队，是中山大学援外医疗事业的典型，也是一个缩影。

　　习近平总书记提出构建人类卫生健康共同体理念以来，更是亲自谋划、部署、推动我国援外医疗工作。2018 年，国家卫生健康委员会将中国援多米尼克医疗任务交由中山大学承担，中山大学援多米尼克医疗队自此成立。在医疗援助多米尼克的几年里，来自中山大学的医疗队队员们帮扶建设了受援国亟须的心内科、泌尿外科、眼科、肿瘤科等关键重点专科；创下受援国多个"首次"，促成"中多友谊医院"建成落地。医疗队与多米尼克当地密切合作，促进了多米尼克疾病的防治和医学人才的培养，持续保障多米尼克人民的健康。

2023 年 2 月，习近平总书记在致我国援外医疗队成员的信中，对中国 60 年国际人道主义援助取得的成就表示肯定。同年 10 月，中央宣传部授予包括我校专家在内的中国援外医疗队群体"时代楷模"的光荣称号，并号召全社会学习他们的先进事迹以及"不畏艰苦、甘于奉献、救死扶伤、大爱无疆"的中国医疗队精神。同年 12 月，在中国援外医疗队派遣 60 周年纪念暨表彰大会上，来自中山大学附属第一医院心内科的"80 后"医生代表得到了习近平总书记的亲切接见，并作为全国援外工作先进代表进行大会发言。中山大学援多米尼克医疗队见证着中多友谊的发展。2024 年年初，在庆祝中国与多米尼克建交 20 周年的招待会上，我与医疗队队员代表、心内科专家吴德熙医生应邀参会，在会上，多米尼克总理罗斯福·斯凯里、多米尼克驻华大使马丁·查尔斯、多米尼克卫生部部长卡萨尼·拉维尔表达了他们对中国的真挚感谢。

中山大学援多米尼克医疗队的事迹和精神不仅激励了我校师生，更受到国家的表彰认可。为了记录这段光辉岁月，我和中山大学医院管理处、中山大学出版社的同事们进行了商议，得到了他们的积极响应和努力实施。经过一年多的努力，终于，这部记述我校援多米尼克故事的《中山大学医疗援助多米尼克纪实》得以在中山大学百年校庆时完稿。感谢主编王明飞老师组建的师生采编团队和中山大学出版社，以满腔工作热情完成了这样一部有价值的作品。同时感谢为这部作品提供编写素材和接收采访的所有单位及个人，是他们的支持，使这段历史得到了一手素材和质量保证。

我衷心希望本书的出版能让更多的人了解中山大学援多米尼克医疗队的感人事迹，感受到他们用实际行动传递的"医病医身医心，救人救国救世"的中山医训和大爱情怀。同时，我也期待这些故事能激励更多医务工作者、医学生们未来投身于国际医疗援助事业，为构建人类卫生健康共同体贡献自己的力量。

中山大学常务副校长
中山大学附属第一医院院长

2024 年 1 月

序 二

中国是世界上唯一一个长期无偿向其他发展中国家派遣医疗队的国家，在人类医疗卫生合作史上树立了典范。援外医疗工作为增进我国与广大发展中国家人民的友谊，推动彼此友好合作，推进人类和平与发展的崇高事业做出了重要贡献。

2024 年，是中国向发展中国家派遣医疗队的第 61 个春秋，亦迎来中山大学百年华诞，距离中山大学首次承接援助多米尼克医疗任务已经过去数载寒暑。2018 年起，国家卫生健康委员会委托中山大学组建中国援助多米尼克医疗队。四年里，先后有四批专家不远万里，接续开展医疗援助，以仁心仁术造福当地人民，以实际行动讲述中国故事，赢得了多米尼克政府和人民的高度赞誉。这对中国和多米尼克之间开展医疗合作具有里程碑意义。

多米尼克国（The Commonwealth of Dominica）是位于东加勒比海向风群岛东北部的热带岛屿国家，条件较艰苦。在中山大学医疗援助多米尼克的四年里，医疗队队员们始终牢记祖国重托，虽曾历经飓风、登革热、新冠病毒流行等重重困难，仍坚持发扬"不畏艰苦、甘于奉献、救死扶伤、大爱无疆"的中国援外医疗队精神，为当地民众和华人华侨的健康保驾护航，为当地医院推进学科建设奉献智慧，为多米尼克的防疫抗疫工作做出卓越贡献。四批援多医疗队队员们不仅是当地医疗水平提高的见证者，同时也是推动者和参与者。

呈现在读者面前的这部《中山大学医疗援助多米尼克纪实》，由中山大学援多医疗队的组建部门中山大学医院管理处组织师生团队进行采编，共收录了四个批次 14 位医生的援外经历，用文字和图片还原了他们的奋斗故事，刻画了中国援外医生救死扶伤、与当地人民建立深厚友谊的人生轨迹，描绘了一个个鲜活的中大奋斗者的形象，展现了我国的大国担当和中多之间深厚友谊，体现了人类命运共同体的价值。

相信本书记录的故事，不但能为中山大学援外医疗队、中国援外医疗队群像增添一抹耀眼的亮色，更能搭起中山大学医科前辈与后辈之间的桥梁，

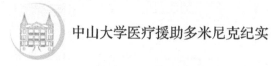

对于传承红色基因，落实立德树人根本任务有重要的实践意义。

　　"共同把这条造福世界的幸福之路铺得更宽更远。"回望中山大学四年援多征途，重温习近平总书记关于共建"一带一路"重要论述中的坚定话语，我们更加坚定要在民族复兴的伟大时代中承担自己的使命——为推动构建人类卫生健康共同体做出更大贡献！

中山大学党委副书记

中山大学原医院管理处处长

2024 年 2 月

目 录

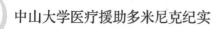

引言

历史见证

中多心血管影像学中心和远程医学中心启动

多米尼克当地时间 2023 年 7 月 7 日下午，中多心血管影像学中心和远程医学中心启动仪式在多米尼克中多友谊医院举行。多米尼克总理罗斯福·斯凯里特及政府各部门部长，中国外交部部长助理华春莹，中国驻多米尼克大使林先江，中山大学常务副校长、中山大学附属第一医院院长肖海鹏，以及广东省卫生健康委代表等出席启动仪式。

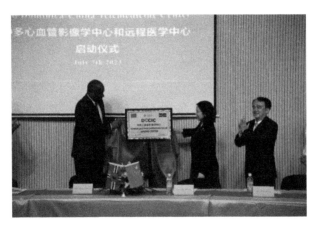

中国外交部华春莹部长助理与多米尼克罗斯福·斯凯里特总理为
中多心血管影像学中心和远程医学中心揭牌

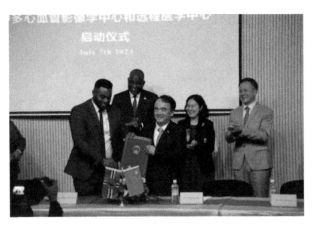

中国与多米尼克签订医疗合作文件

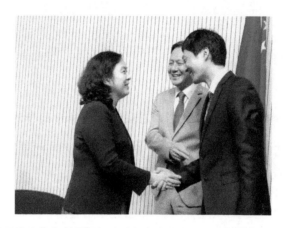

中国外交部华春莹部长助理与肖海鹏院长、吴德熙医生交谈

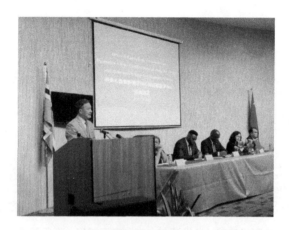

肖海鹏院长致辞

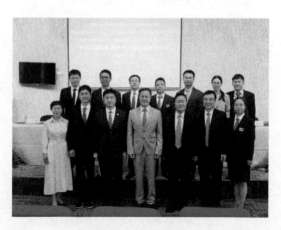

出席启动仪式的中国医疗代表团

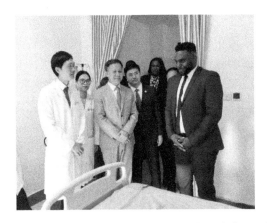

肖海鹏院长、匡铭副院长与多米尼克卫生部部长卡萨尼·拉维尔
参观心血管影像学中心和远程医学中心（1）

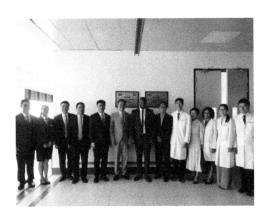

肖海鹏院长、匡铭副院长与多米尼克卫生部部长卡萨尼·拉维尔
参观心血管影像学中心和远程医学中心（2）

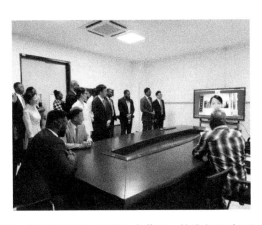

肖海鹏院长与多米尼克卫生部部长卡萨尼·拉维尔通过远程医疗系统
与中山大学附属第一医院医务人员交流

肖海鹏院长在致辞中说，2009 年起，中国向多米尼克派遣了多批医疗队进行医疗援助，其中有许多队员来自中山大学附属第一医院，吴德熙医生便是其中之一。在三年的时间里，吴德熙医生开展了多项"多米尼克首例"医疗技术，并于 2021 年与当地同行合作创建了多米尼克首个心内科。在外交部和国家卫生健康委员会的支持下，中山大学附属第一医院获批执行"建立中多心血管影像学中心"合作项目。这是中国和多米尼克之间医疗合作的又一里程碑。该项目旨在提升中多友谊医院的医疗服务水平，并建立一支有过硬医疗能力的医生队伍，保障多米尼克民众的健康。

　　"这是中多友谊的体现，是中国对外医疗援助 60 年的一个缩影。"华春莹部长助理在社交媒体上表示，中国已向多米尼克派出 5 支医疗队约 30 名专家，其中，仅吴德熙医生就治疗了 5000 多名患者。中多心血管影像学中心和远程医学中心"将提供一个设备齐全的心血管内科，为多方民众的健康和福祉做出贡献"。

（素材提供：彭福祥）

受派援多

向发展中国家派遣医疗队是毛泽东、周恩来等老一辈无产阶级革命家作出的重大决定。自 1963 年向阿尔及利亚派出首支援外医疗队以来，我国已累计向 76 个国家和地区派遣医疗队员 3 万余人次，援建医疗卫生设施共130 余所，诊治患者近 3 亿人次，挽救了无数宝贵的生命。

党的十八大以来，援外医疗队模范践行人类卫生健康共同体理念，引入先进诊疗技术，开展对口医疗帮扶，拓展公共卫生合作，从"输血式"援助转向"造血式"援助，为受援地培养了大批医疗人员，留下了一支"带不走的医疗队"，提高了受援国的医疗技术水平。中国援外医疗队以无私的爱心、精湛的医术、接续的奉献，得到国际社会的广泛赞誉。

在"一带一路"倡议的背景下，我国为沿线国家提供援助。2013 年，习近平主席访问加勒比地区后，决定向该地区派遣医疗队，以改善当地的医疗卫生状况，中国援助多米尼克医疗队因此产生。多米尼克是东加勒比海岛国，东临大西洋，西濒加勒比海，国土面积 751 平方公里，居民人口 7 万余人。国家虽小，战略位置却非常重要，是第四个与我国签署共建"一带一路"谅解备忘录的加勒比国家联盟成员国。

根据两国协议，中国援多米尼克医疗模式以重点专科建设为主，派出医疗专家在多米尼克首都的公立医院担任顾问医师。多米尼克首都的玛格丽特公主医院是该国唯一的综合性医院，与国内医疗模式完全不同，当地医生大多主修全科医学，这也意味着我国派出的援多专家必须具备很高的英语水平和医疗技术。

自 2018 年起，国家卫生健康委员会（简称卫健委）将中国援多米尼克医疗任务交由中山大学承担。我校连续四年积极响应国家号召，从附属医院选拔援外专家，组建高水平医疗队，在当地的医院开展工作，帮扶多米尼克建设了心内科、泌尿外科、肿瘤科和眼科这四个专科。四批医疗队队员始终牢记"医病医身医心、救人救国救世"的中山医训，秉承"援外光荣我光荣，我为援外加光荣"的广东援外队伍优良传统，坚守"博学、审问、慎思、明辨、笃行"的中山大学校训，不辱使命，圆满完成国家任务。

队员风采

第一批援多米尼克中国医疗队队员

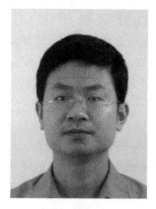

杨震（队长）
博士，主任医师，教授，博士研究生导师
中山大学附属第一医院　急诊科

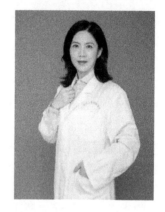

王凤华
博士，主任医师，博士研究生导师
中山大学肿瘤防治中心　内科

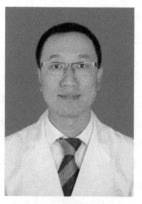

林茂
硕士，副主任医师，硕士研究生导师
中山大学孙逸仙纪念医院　泌尿外科

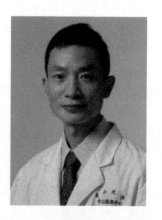

曹乾忠
博士，副主任医师
中山大学中山眼科中心　白内障专科

第二批援多米尼克中国医疗队队员

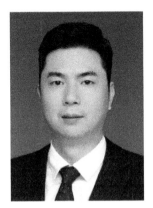

方友强（队长）

博士，主任医师，教授，博士研究生导师

中山大学附属第三医院　泌尿外科

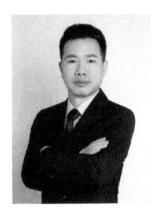

刘斌

硕士，副主任医师

中山大学中山眼科中心　防盲治盲办公室

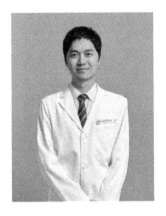

吴德熙

博士，副主任医师，硕士研究生导师

中山大学附属第一医院　心内科

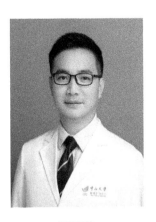

甄子俊

博士，主任医师，博士研究生导师

中山大学肿瘤防治中心　儿童肿瘤科

第三批援多米尼克中国医疗队队员

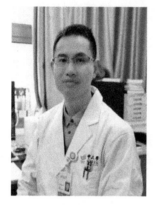

王志强（队长）
博士，副主任医师，硕士研究生导师
中山大学肿瘤防治中心　内科

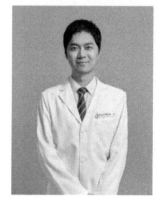

吴德熙
博士，副主任医师，硕士研究生导师
中山大学附属第一医院　心内科

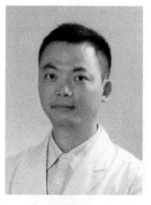

黄创新
博士，副主任医师，硕士研究生导师
中山大学中山眼科中心　眼底病科

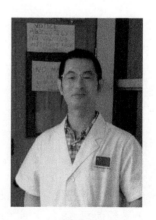

韩金利
博士，主任医师
中山大学孙逸仙纪念医院　泌尿外科

第四批援多米尼克中国医疗队队员

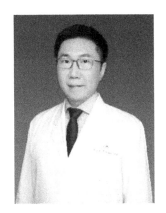

张浩（队长）
博士，副主任医师
中山大学附属第三医院 泌尿外科

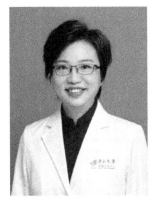

李巧巧
博士，主任医师，硕士研究生导师
中山大学肿瘤防治中心 放疗科

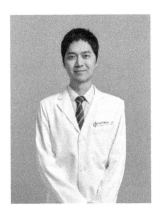

吴德熙
博士，副主任医师，硕士研究生导师
中山大学附属第一医院 心内科

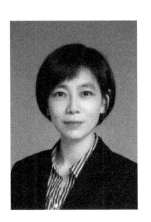

段芳
博士，副主任医师，硕士研究生导师
中山大学中山眼科中心 眼外伤科

事

迹

第一批援多米尼克中国医疗队事迹

首批医疗队由四位专家组成，分别是中山大学附属第一医院急诊科杨震医生（队长）、孙逸仙纪念医院增城院区泌尿外科林茂医生、中山眼科中心白内障专科曹乾忠医生和肿瘤防治中心内科王风华医生。

2018年6月24日晚，他们从广州起飞，经过20多个小时的飞行抵达多米尼克。当时，多米尼克全国仍处于飓风"玛利亚"的灾后重建期，道路颠簸，房屋被毁，物资匮乏。医疗队在采购生活物资时发现，一个普通的黑色塑料桶的售价竟然达到2000多元人民币。随后，他们来到工作医院，发现医务人员短缺，设施薄弱，药物器械匮乏，甚至没有专科门诊。此外，为了保护患者隐私，医生们出诊一般没有翻译人员陪同，队员们还要克服与当地居民交流的"语言关"。

然而，这仅仅只是困难的开始……

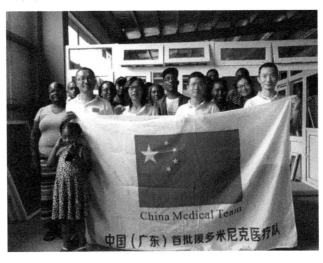

广东省首批援多米尼克医疗队留影

杨震：中大这位教授写下加勒比岛的多个"第一次"

东加勒比海岛国上唯一的心血管医生

中山大学附属第一医院急诊科专家杨震在抵达多米尼克后，惊讶地发现自己居然成了这个国家唯——一个注册心血管内科医生。

当地高血压、冠心病、心力衰竭、心律失常、心脏瓣膜病和心肌病等心血管疾病发生率较高。然而，在中国医疗队到来之前，普通多米尼克人要想看复杂的心血管病，只能想办法渡过大海到邻国求医。

杨震到来后，在当地同行的支持下，治疗了大量心血管疾病患者，抢救了多名急性心肌梗死、恶性心律失常、严重心力衰竭等重症患者，并一手创下多米尼克医疗史上的数个"第一"：开设第一个心血管病门诊，首次进行多学科诊疗（MDT），向当地医生引介最新的心血管病治疗理念……

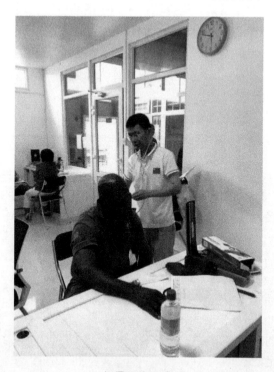

杨震医生义诊

　　在杨震出诊时，玛格丽特公主医院（PMH）一间小小的心电图室变成了多米尼克历史上的第一个心血管病门诊。专科门诊一经推出，受到当地医生和心血管病患者的热烈欢迎。"每天有很多住在首都以外的患者到心血管病门诊看病，我一问才知道，他们要坐几个小时的车才能过来。"为了尽量帮这些患者看病，杨震常常从上午8点多出门诊到下午3点至4点多，甚至没有时间吃午饭。

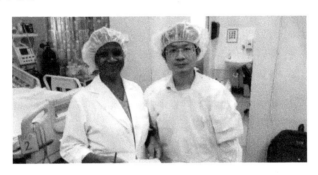

一次抢救成功后，当地医院 ICU 护士长向杨震医生致谢并合影留念

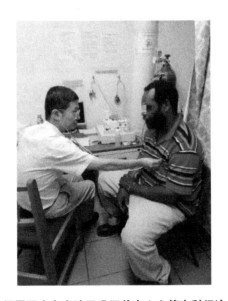

杨震医生在当地开设了首个心血管内科门诊

　　当地医生的医学技能基础较扎实，但在遵循国际最新指南和进展方面的能力却稍显不足。例如，如今国际心血管学界更注重改善心力衰竭患者的心肌重塑，降低患者的远期死亡率，主张运用血管紧张素转化酶抑制剂

（ACEI）／血管紧张素Ⅱ受体拮抗剂（ARB）、β受体阻滞剂与醛固酮受体拮抗剂这三种药物。当地医院虽然购入了这三种药物，但部分医生还在采用几十年前的治疗规范，重视强心、利尿、扩血管，倚重经典"强心药"地高辛。针对这些情况，杨震通过临床查房和病例讨论等，指导当地医生诊治心血管常见病以及危急重症时采用最新的心血管指南以规范临床诊疗。

不少重症心力衰竭患者常合并糖尿病、肾功能不全、肝功能损害、贫血等其他器官功能异常，要想更好地解决问题，需要多学科联合讨论病情，共同制定治疗策略和方案。而当地以往采取的是"一个患者由一个医生跟到底"的方式，在杨震的倡导下，PMH开始采用多学科诊疗模式，治疗了多位合并多器官功能异常的重症心力衰竭患者，得到了当地医生的赞赏。

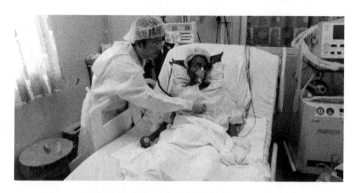

杨震医生指导抢救艾森曼格综合征患者

从"遇震惊慌"到"边震边出诊"

"这次援外写下我职业生涯的许多个'第一次'。"杨震说。这一年的经历也让他受益匪浅，记忆深刻。

第一次被患者拥抱亲吻。有一次一位当地老人躺在病床上，被推到心血管病门诊诊室接受杨震的诊疗。诊疗完毕，他突然拥抱杨震，给了杨震一个热情的吻面礼，以示感谢。

第一次站着写病历。多米尼克公立医院遵循了英国式医疗系统的要求，医生们非常重视病历的书写。"病历书写要求细致，由于工作量大，我每看一到两次门诊，就要写'秃'一支签字笔。"杨震说。当地医生也十分重视患

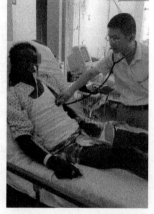

杨震医生抢救心脏瓣膜病患者

者的隐私，由于条件艰苦，小小的医生办公室只能容纳六七个人工作，每当有医生跟患者家属谈话，其他医生都会自觉地退出办公室，到外面各找地方站着写病历。

第一次"边震边出诊"。2019年5月底的一天，凌晨3点，睡梦中的杨震被突如其来的剧烈摇晃惊醒。"房屋、家具都在晃动，有灰尘落下，我一开始想往外跑，但白天的工作实在太累了，困得起不了床，就想着'算了，接着睡吧'。"杨震说。多米尼克经常发生轻微地震，最多时一天可以发生20多次地震。援外的一年里，从未经历过地震的他从一开始"遇震惊慌"到"见震不怪"，后来甚至可以"边震边出诊"。

从"被困难困扰"到"想办法克服困难"

医疗队经历的困难是在国内时难以想象到的。初抵多米尼克时，该国尚未从飓风"玛利亚"造成的重创中恢复。艰苦的生活条件、陌生的生活环境、截然不同的医疗体系、语言不通、频发的飓风和地震以及较差的道路交通环境等，都成为困扰医疗队队员的问题。

"我们没有配备专业翻译，全靠自己过硬的英语功底来应对日常医疗工作。虽然当地患者也讲英语，但地方口音比较重。"杨震笑称，一开始确实很难适应，而跟工作相比，生活方面的挑战更大。由于没有厨师，医疗队的吃喝全靠自己。在国内"吃饭靠医院食堂"的杨震，人生第一次学会了"蒸煮炒煎炖"等多种烹饪方法。

有一次，杨震被驻地养的小狗咬伤，按照国内惯例，他询问了同行到哪儿打狂犬疫苗，却震惊地得知，多米尼克没有储备狂犬病疫苗。从国内运输疫苗也来不及了，经询问国内同行，他只能采取"十日观察法"，对咬伤自己的狗朝夕观察10天。"我很清楚狂犬病一旦发病，致死率是百分百。那10天简直是莫大的精神折磨。"杨震说。直到10天后确定小狗没有一丝异常，他才放下心来。

经过一年的相处，队员们无论是与多米尼克的医护人员，还是与当地其他的中国援多队伍都建立了深厚的感情。临别时，多米尼克卫生部特意为医疗队召开了高规格欢送会，为杨震颁发了最高规格的荣誉证书，并专门写了感谢信。"作为援外医生，我们不仅仅是一个普通医生，更是一个'医疗外交官'，我们不仅顺利地完成了医疗任务，也通过'医疗外交'，促进了中国与多米尼克人民之间的友谊。"杨震说。

（素材提供：彭福祥　李劲峰）

王风华：多米尼克民众舍不得这位广东女医生

"黑了，瘦了……"这是许多朋友、同事见到归国的王风华的第一印象。

王风华是中山大学肿瘤防治中心肿瘤内科专家。作为首批中国援助多米尼克的医疗队队员，她刚刚完成为期1年的援外任务，从遥远的加勒比海岛国回到了熟悉的广州。

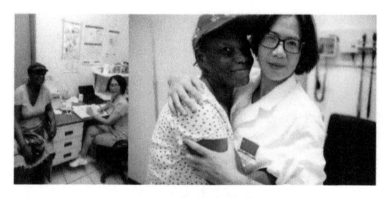

王风华医生与患者合影

她与来自中山大学的其他三位专家，克服重重困难，为当地民众的健康保驾护航，在临床工作中推进相关学科建设，树立了"中国好医生"的形象。

身兼多职"一脚踢"，提供"保姆式"服务

损毁的道路、塌陷的房屋、连根拔起的大树、滑坡的山体……尽管出发前已有心理准备，但2018年6月25日到达多米尼克时，王风华还是不敢相信自己的眼睛，2017年9月的飓风给这个岛国带来的重创仍然四处可见。

同样有着巨大反差的是医院的软硬件水平。

玛格丽特公主医院虽是当地最大的公立医院，但只能满足基本医疗需求，条件非常简陋，基础设施薄弱，诊治观念和水平落后，医生和护士严重短缺，来自古巴劳务派遣的医生支撑着许多科室临床工作的运转。

肿瘤科，包括王风华在内，只有3名医生。飓风摧毁肿瘤科病房后，护士对患者的照护，医生对患者的接诊、操作，化疗药物的配置和注射，都集

中在 3 个不到 10 平方米的诊室里。办公室没有电脑，所有医疗文件都须手写。

影像科只有 X 光机和 CT 机各 1 台，常规候检时间往往要两三个月，且仅有一个影像科医生发报告；检验科未开展肿瘤标志物检测；病理科只能开展常规病理组织学检查，不能开展免疫组化和分子检测；用药主要为传统化疗药物，且品种不多，没有分子靶向治疗药物和放疗技术等，相当于 20 世纪 90 年代末期的国际水平。对肿瘤患者的检查评估不足或诊治观念的落后，常常导致诊断的不完整或错误、治疗不足或过度。

受条件所限，王风华不得不身兼多职，临床诊疗、配药看片、医护疏导等"一脚踢"。从病情评估、诊断完善、治疗计划制订和实施，到饮食指导、健康生活方式、随访等，王风华兼顾专业角度和通俗表达，尽可能细致地和每一位患者进行全方位沟通，提供"保姆式"服务，有时看一个患者要花 1 个多小时。

对于进食困难患者，王风华专门上网查找相关英文视频，教会患者家属做中国的蒸鸡蛋、蒸鱼等，在帮助患者的同时还推广了中国饮食文化，获得了患者和家属的高度认可。

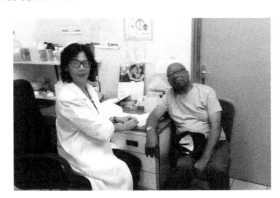

王风华医生与患者

有一次，辅助化疗结束后，一位 Ⅱ 期结肠癌患者复查 CT，CT 报告提示肝多发转移。王风华综合临床因素及阅片情况提出疑问，并和影像科医生沟通，又经 B 超检查，考虑是多发肝囊肿。她建议患者停止化疗，随访半年，复查无肿瘤进展征象，因此避免了不良影响。

在患者诊治过程中，王风华关注病历书写规范、完善与纠正诊断，提出基于当前循证医学证据的诊疗意见、强调化疗药物和辅助用药的规范使用等，推进肿瘤的分子检测和靶向治疗在临床的应用。她全方位的专业能力获得该院肿瘤科的两位医生的认可与信赖。

在她的推动下，基本每位新诊断的乳腺癌患者都会在治疗计划中提到进行 ER/PR（雌激素受体、孕激素受体）表达检测以指导内分泌治疗选择，以及 Her-2（原癌基因人类表皮生长因子受体 – 2）表达检测，以指导抗 Her-2 治疗，并且越来越多的乳腺癌患者进行了外送标本的相关检测，使治疗更加精准有效。

立足临床实践，推动肿瘤学科建设

多米尼克面积只有 751 平方公里，甚至没有广州一个区大，人口不到 8 万。然而，这里的肿瘤发生率持续增长，肿瘤死亡率在全球范围内居高不下，肿瘤家族聚集现象多见。

按照两国政府协议中关于专家医疗队的任务性质定位，对王凤华来说，最大的挑战在于面对观念、设备、技术、人员和效率等多方面外在制约的情况下，帮扶和推进肿瘤学科建设。

王凤华着力在临床工作中就具体病例与其他医护人员交流，从医生、护理和辅助科室等层面，从规范诊断、规范化治疗、多学科治疗、个体化治疗、靶向治疗和免疫治疗、肿瘤筛查和学术开展等方面，循序推进医院肿瘤科的整体学科建设。

该地医院网络差，甚至没有电脑，肿瘤科仅有的工具书为 2012 年版的化疗手册，因此王凤华把国际权威指南进行分门别类整理，包括肿瘤分期、常见肿瘤诊治指南、常见并发症诊治指南、终末期患者管理指南和常见肿瘤筛查指南，打印成册，放在办公室供同事业务学习和临床工作使用。她还将中山大学肿瘤专科护士的培训课程翻译成英文版，向当地肿瘤科护士介绍此培训课程，培养专科护士所需具备的技能，使她们获益良多。

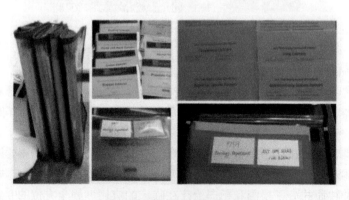

王凤华医生整理的肿瘤防治指南

自 2017 年飓风摧毁病房以来，肿瘤科临床工作一直局限于门诊的有限空间，存在医护人员安全隐患高、患者诊治条件简陋和就医体验差等问题，王风华主动请缨，执笔撰写申请报告，在集体签字后递交医院领导及多米尼克卫生部，以求改观。

在一年一度的学术会议筹备过程中，王风华从选题和收集整理资料等方面指导大家，并代表肿瘤科团队作了《多米尼克分子检测及靶向治疗现状及应对》口头报告，获得大会优胜奖。奖品是一个大花瓶，科室同事高兴地将花瓶摆在了肿瘤科病房，并说看到它就不会忘记王风华。

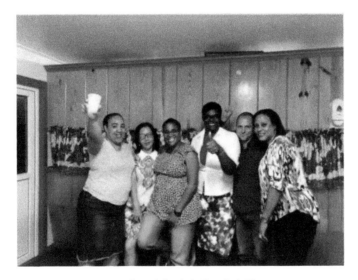

王风华医生与肿瘤科同事合影

看到别样风景，收获跨国友谊

从陌生、茫然到适应、融合，再到结束时获得多方高度认可和赞扬。一路走来，王风华写了很多日志，记录了自己的心路历程。亲朋和团队的关爱、使馆和当地华人的帮助，帮她度过了那段艰难的磨合期。

多米尼克物资匮乏，断水断电的情况时有发生；环境的脏乱导致各种蚊虫、苍蝇、蜥蜴以及不知名的昆虫特别多；天气无常，时常面临热带风暴袭击和小地震突发……这样的环境，非但没有压垮医疗专家团队，反而造就了医疗专家团队积极、乐观的心态和应对各种突发情况的能力。

医疗队没有专职领队和厨师，王风华主动担负了团队大部分的做饭、清洁和日常生活用品购买等工作，努力营造家的氛围，四人其乐融融。

在多米尼克，体育场、学校、医院和安居房等建筑悬挂的"China aid"标识，生活日常用品上的"made in China"，路遇当地人见面的中文问候"你好"，让王风华更加深切地感觉到作为中国人的自信与自豪。

异国他乡的工作生活，让王风华看到了不一样的"风景"，经历了心灵洗礼，也收获了跨国友谊。

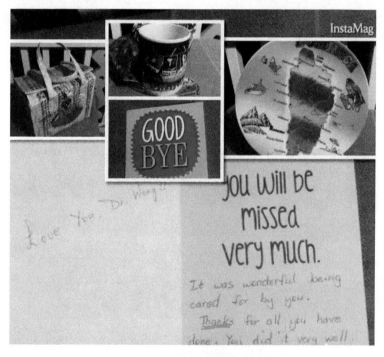

患者给王风华医生的感谢信和纪念品

在她离开前夕，患者、家属和同事纷纷表示不舍，送上拥抱与祝福。一位肠癌患者还特意来到门诊，送给她多米尼克的小礼物，并写了一封感人的信。由于记错了王风华和其他队员离开的时间，有位护士没来得及邀请她们到家里做客，十分遗憾。

"医者有国界，医术无国界，大爱无疆涯。"回到广州的王风华还不时牵挂着多米尼克的患者和朋友。她说，当地由中国援建的新医院一期项目即将运作，设备和技术将更加完备，可以更好地为多米尼克民众的健康护航了。

（素材提供：黄金娟）

林茂：小伤口、大跨步，这位中大援外医生将微创技术送到
多米尼克

2019 年 6 月 28 日，当林茂走出飞机，重新感受到广州热情如火的天气时，他感觉自己过去的一年如同做梦一般。

2018 年 6 月 23 日，作为中山大学孙逸仙纪念医院增城院区泌尿外科的外派专家，林茂与中山大学附属第一医院急诊科杨震、中山眼科中心白内障专科曹乾忠和肿瘤防治中心内科王凤华一同组成的中国首批援多米尼克医疗队正式启程，开启为期 1 年的医疗援助工作。

初入异国，经历困难重重

当林茂到达当地之后才知道任务有多艰巨。由于多米尼克位于东加勒比海向风群岛东北部，属于热带气候，因此，飓风频发。队员们到达时，这里还未从 2017 年的飓风"玛利亚"中恢复过来，处处可见毁损的屋子、道路、大树，蚊虫肆虐，物资极度匮乏。然而，更大的困难则在于帮扶医院。虽然玛格丽特公主医院是多米尼克最大的公立医院，但其中大部分医生也是由古巴劳务派遣，若有疑难重病只能送到两个法属的外岛救治。

没有助手，没有设备，甚至没有固定诊室，林茂和队员们还要面对当地医院和百姓对于队员们英语及医疗能力的质疑，甚至连医院的主管领导和各科室主任都不了解这支医疗援助队伍的具体任务目标和能力职责。

为了尽快融入当地环境，林茂和 3 位队员顶着诸多的误解和怀疑，团结协作，深入医院展开调研，制订切实可行的援助计划。队员们多次主动和多米尼克卫生部、医院领导开会沟通，增进理解，获得支持。没有助手，林茂就自己培养；没有设备，林茂就开展调研、制订计划，加快设备捐献进程。

白手起家，开设首个泌尿门诊

前期准备工作已经顺利开展，但是又有一个大问题摆在了林茂的面前。玛格丽特公主医院只有大外科，没有设置泌尿外科专科。加之医生人手紧缺，科内没有固定的住院医生，仅有的几名初级医生采用轮班制。当有患者就诊时，林茂作为唯一的泌尿外科医生都要第一时间接诊，坚持 24 小时待命。就这样，林茂开设了岛内唯一的泌尿专科门诊以满足当地民众就诊需求。日常，林茂带领住院医生专科开展教学查房，在实际诊疗中手把手指导

初级医生进行治疗。这一过程中，林茂也逐渐获得了医院同事的认可和信任。

一天晚上，急诊的电话忽然响起，一名患者由于骨盆骨折无法排尿，护士导尿失败，患者痛得满头大汗，林茂闻讯立刻赶至医院。查看情况后，林茂和当地的普外科医生及骨科医生沟通决定为患者实施B超定位下膀胱穿刺造瘘术，解除患者痛苦后行开腹探查手术，手术完成已是凌晨。第二天，海岛来了位"中国好医生"的消息逐渐传开，很多当地患者慕名前来就诊。

<h3 style="text-align:center">微创技术推进学科建设</h3>

林茂始终没有忘记将微创技术引入多米尼克的目标。虽然多米尼克仅有7万余人，但是国民前列腺增生和泌尿系统结石的发病率较高，因此，引入微创手术是必行之举。

为了实现这个目标，林茂一方面加紧推进微创手术的器械捐赠，另一方面在平时工作中引导当地医生树立微创思维。林茂经常为当地医师讲课，制作小册子，并通过录像、指南等资料向医生们讲解微创泌尿外科手术的操作流程及注意事项。

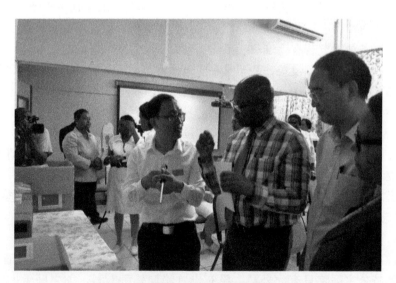

林茂医生在微创手术器械捐赠现场进行演示

在中国捐赠的设备抵达多米尼克之后，林茂完成了包括经尿道前列腺电切、经尿道碎石、输尿管镜下碎石、尿道狭窄镜下扩张、前列腺癌镜下止血及尿道镜下碎石解除急性梗阻等多项微创手术，手把手地教导当地医师如何使用和维护微创设备，将微创技术带到了多米尼克。

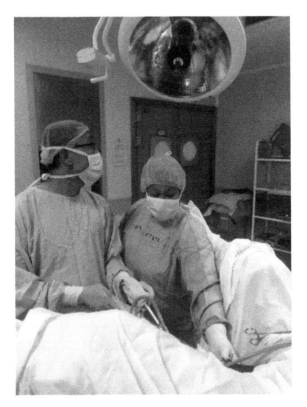

林茂医生开展多米尼克首台输尿管镜下气压弹道碎石术

虽然微创手术在岛内是首次开展，但是林茂展现出的专业水平，迅速得到了当地官员和患者的认可。在答谢晚宴上，多米尼克卫生部首席医官表示，林茂医生使用中国政府捐赠的微创手术器械开展多项手术，为多米尼克人民的健康事业做出了非常大的贡献！玛格丽特公主医院院长也向林茂表示感谢："林茂带我们走进了泌尿外科微创治疗的新时代。"

"白衣外交官"为中多友谊添彩

作为"白衣外交官"，林茂和队员们不仅要承担医疗援助任务，还要配合我国驻多米尼克使馆开展工作，为中国海军的"海上医院"——"和平方舟"号在多米尼克执行"和谐使命2018"提供支持，获得了"和平方舟特殊贡献奖"；为中多建交纪念友谊日提供义诊服务；多次为中资机构华人华侨提供义诊及送药服务。

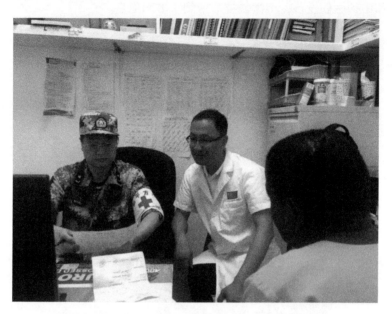

林茂医生协助"和平方舟"号海军进行术前患者筛选工作

　　从被质疑到倍受尊敬，林茂和3位队员用自己的实际行动获得了多米尼克人民和当地医院的认可。在援助任务结束时，许多曾经共事的医护同事、接受过诊疗的患者、中资机构的朋友纷纷赶到玛格丽特公主医院与林茂和队员们合影留念。

　　林茂说："作为援外医生中的一员，我深深感受到祖国的'大国担当、大国情怀'，我很荣幸能作为其中的一员参与到国家任务中，展现中国医生的大爱与担当。"

（素材提供：赵现廷）

曹乾忠：救急症、治疑难，中大这位援外医生为多米尼克送去"光明"！

"这一年的援外工作收获了很多感动，遗憾也有，我觉得亏欠家人很多。"回忆起2019年6月底从多米尼克回到广州与家人团聚的场景，曹乾忠的话语中透着些许自责。和妻子商量后，他给"二宝"起小名为"多米"。

曹乾忠是中山大学中山眼科中心的专家。2018年6月，他和其他3位同样来自中山大学附属医院的医生，作为中国首批援多米尼克医疗队队员，开展为期一年的援外工作。

唯一的眼科专科医生，急诊24小时在岗

从广州起飞，经美国纽约和加勒比岛国安提瓜和巴布达中转，曹乾忠和医疗队一行4人终于抵达多米尼克，全程用时20多个小时。在中国驻多米尼克大使馆经济商务处的支持下，医疗队迅速入住驻地，经短暂休整后，开始调研工作。

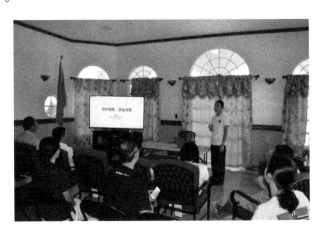

曹乾忠医生在当地开展健康宣教

"感觉到了另一个星球！"谈起对多米尼克的第一印象，曹乾忠如是说。那时多尼米克处于飓风"玛利亚"的灾后重建期，道路坑坑洼洼，汽车跑得很颠簸；路两旁的树木仅剩树干，光秃秃的；房子没有屋顶，医疗专业人员急缺。

曹乾忠是医疗队的兼职会计、司机和厨师。谈起当时的感受，他说："多米尼克青菜、水果较少且价格昂贵，买一个核桃大小的苹果要 7.5 元；自来水会突然停掉，晚上有时会停电；飓风和热带风暴很多，风雨交加。我第一次感受到了宵禁的氛围。"

度过最初的适应期后，繁重的工作也接踵而至。曹乾忠工作的玛格丽特公主医院是多米尼克唯一的大型公立医院，眼科也是该医院最为繁忙的专科。2018 年 7 月底，在拿到多米尼克的工作许可后，曹乾忠与该院即将退休的眼科医生 Shillingford 进行了工作交接，开启异国行医生涯。

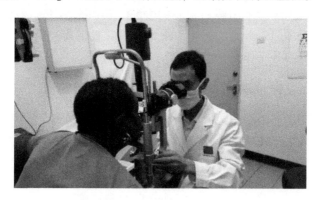

曹乾忠医生为当地患者进行眼科检查

"在中国，平均一名眼科医生服务 3.5 万人，在美国为 1.8 万人，而在多米尼克，我要面对全国 8 万居民。"作为玛格丽特公主医院唯一一名眼科专科医生，曹乾忠承担着多米尼克的眼科急症处置工作，每天门诊患者多在40 人以上。

他回忆，基本每周都有眼外伤急诊手术，多时一天有 3 台急诊手术，其他像视神经炎、眶蜂窝织炎、角膜溃疡、角膜异物等非手术急症更常见。"我来这里后，瞬间感觉自己责任重大。"延续着在中国养成的职业习惯，曹乾忠接到急诊电话便会尽快安排患者就诊。有时凌晨 4 点从家往医院赶，等到忙完时，天边已泛起鱼肚白。

因地制宜引入新术式，带教当地医生

除了在门诊、急诊、会诊和手术连轴转外，曹乾忠还因地制宜，为多米尼克眼科疾病的治疗引入多个前沿手术方式，妥善处理了包括眶蜂窝织炎、视神经炎、麻痹性斜视、增殖性糖尿病视网膜病变等复杂、疑难病例，赢得当地同行和患者的认可。

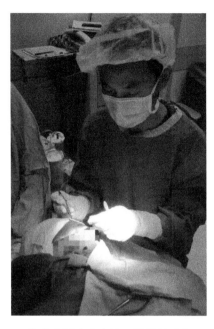

曹乾忠医生在当地开展眼科手术

　　由于久拖不治，一位当地的白内障患者从初发期进展到了过熟期，浑浊晶体中的成分渗出，在眼里引起炎症反应。经过检查诊断，曹乾忠为这位患者在当地率先实施手法小切口白内障摘除术。术后，患者视力恢复得很快。"她第二次来医院时，为表达谢意，唱歌给我听。"曹乾忠说。

　　手法小切口白内障摘除术的推广，改变了当地既往使用传统大切口白内障摘除的历史，这是中国医生为多米尼克患者引入新手术治疗方案的典型代表。曹乾忠介绍，多米尼克手术耗材短缺时有发生；与此同时，当地部分白内障患者病情严重，晶状体核的硬度较高。

　　"相较于传统囊外白内障摘除术，手法小切口白内障摘除术具有手术切口小、无须缝合，不依赖昂贵设备的特点，适用于硬核白内障患者，能在不增加卫生预算的情况下，减少术后散光发生率，改善术后裸眼视力。"在曹乾忠看来，手法小切口白内障摘除术在多米尼克具有较大优越性，是当地患者能够负担得起的医疗服务。

　　不仅如此，曹乾忠还在多米尼克首先开展超声乳化白内障吸除术，将当地白内障手术技术提升至微创时代。当时，玛格丽特公主医院缺乏超声乳化手术所需的耗材。为此，曹乾忠向国内汇报，从中国迅速调拨一批耗材，使得当地的超声乳化手术得以顺利开展。

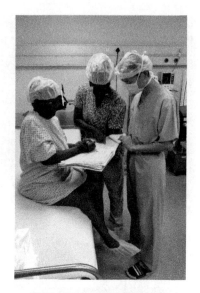

曹乾忠医生在当地病房查房

"授人以鱼，不如授人以渔"，在临床工作之余，曹乾忠主动承担起古巴医学生和当地医生的带教任务，致力于打造"带不走的医疗队"。他根据多米尼克糖尿病高发、老龄人口多的特点，针对不同层次的医生进行相应的教学，讲授眼科常见病和多发病，传播眼科疾病的规范化治疗方法。

牺牲陪伴家人时光，缔结跨越大洋情谊

2019 年春节前夕，曹乾忠和队友回到广州和家人短暂团聚，这是医疗队唯——次回国探亲。正月初三，他们又重新踏上援外之旅。

"我接到援外任务时，妻子怀上'二宝'不久；我出发时，'二宝'刚满月；等我休假回广州时，她都会爬了。现在小家伙 1 岁多，已经会喊'爸爸''妈妈'了。"曹乾忠说，"二宝"是全家人的福星，让远在大洋彼岸的他牵挂不已，"'二宝'的小名就叫'多米'"。

曹乾忠坦言，援外期间最担心的还是家人。十几岁的大女儿正是需要父亲陪伴成长的年龄，"二宝"也需要专人照顾，但妻子工作又较忙，只得请年逾七旬的母亲和岳母帮忙。而由于时差的缘故，他和家人视频聊天的机会也不多。

对家人的歉意与援外工作带来的充实感，在医疗队每位队员的内心交织，也让他们对医生职业有了更深刻的认识。

医疗队也利用周末和节假日，深入多米尼克的华人社区、中资企业开展

义诊。他们还设立服务站，为当地中资企业职工、华人华侨和其他居民免费提供健康咨询与转诊服务，及时有效地处理各类眼外伤急症，也提供眼科保健和体检等服务。驻多米尼克的中资企业和当地华人华侨送来的感谢信，令曹乾忠和队友感到惊喜和欣慰。

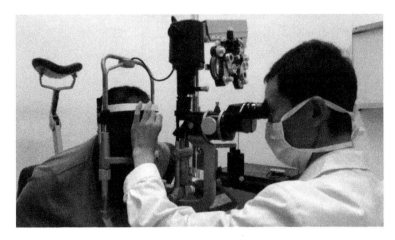

曹乾忠医生深入华人社区、中资企业开展义诊

曹乾忠指出，"就医难"在多米尼克较为普遍，即便去私人诊所，也需要通过预约，等待较长时间。中国医生"送医"到基层，解了患者的燃眉之急，这让不少多米尼克人重新认识了中国。

在曹乾忠归国前夕，患者、家属和同事纷纷表示不舍，不少当地医生和护士特意准备了小礼物。几名患者还结伴从外地来到医院，用歌声向中国医生致谢。

"他们的话语充满了感激！在那一瞬间，一年以来远离家人的惆怅和思念、工作上的辛劳、生活上的困难都被这份肯定融化了。"曹乾忠表示，中国医生精湛的专业技术和甘于奉献的职业精神，为多米尼克患者撑起了健康保护伞，也播撒下了友谊的种子。

2019 年 6 月，首批援多医疗队圆满完成为期 1 年的援助任务回国。回顾过去的一年，医疗队取得了丰硕的成果。执行任务期间，医疗队共接诊门诊患者 4358 人次、住院患者 759 人次，完成手术 394 台，抢救危重患者 246 人次，举办专科讲座 10 次。此外，医疗队还为中国驻多米尼克大使馆、中资企业和当地华人华侨提供心内科和其他内科疾病的保健服务，一年内共计义诊 23 次，服务 576 人次。

起初，当地医生对医疗队持保留态度，担心语言沟通不畅会让患者感到隔阂。但经过短暂的磨合后，医疗队员们用出色的英语水平和卓越的专业能力打消了他们的疑虑。不到一个月的时间，医疗队队员就能独立接诊和处理患者，与当地医生和患者无障碍地沟通交流，并能流畅地用英文书写病历。正是医疗队出色的专业素养和能力，让当地医生和患者的态度发生了 180 度的转变。他们以实际行动赢得了多米尼克百姓和同行的认可，获得了当地华侨同胞的赞扬。首批队员出色地完成了援多任务，也为第二批援多医疗队工作的开展奠定了扎实的基础。

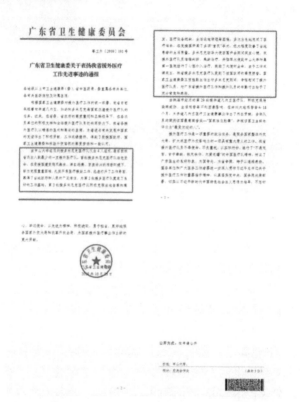

中山大学援多米尼克医疗队获广东省卫健委通报表扬

（素材提供：邰梦云）

第二批援多米尼克中国医疗队事迹

第二批医疗队由四位专家组成，分别是中山大学附属第三医院泌尿外科方友强医生（队长）、附属第一医院心内科吴德熙医生、中山眼科中心刘斌医生和肿瘤防治中心甄子俊医生。

2019 年 6 月 17 日，他们经 3 次转机，飞越 15000 公里，抵达多米尼克。中国驻多米尼克使馆经济商务处参赞王全火、多米尼克卫生部办公室主任 Ambrose-Popo 以及第一批医疗队特地前往机场迎候。经过短暂的休整，第二批医疗队拜访了中国驻多米尼克大使馆和多米尼克卫生部，积极了解当地医疗情况。

2019 年 6 月 26 日，第二批医疗队正式接替第一批医疗队开展专科急诊工作，2019 年 7 月 1 日正式进入专科病房工作。至此，交接顺利完成。

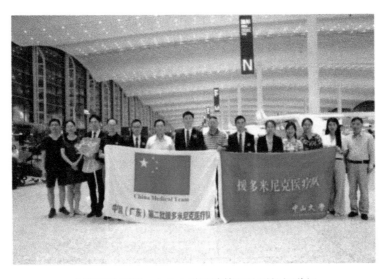

广东省卫健委、中山大学医院管理处到机场送行

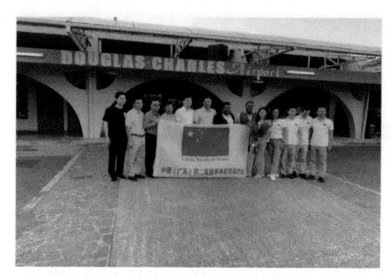

第一批、第二批医疗队在多米尼克机场合影

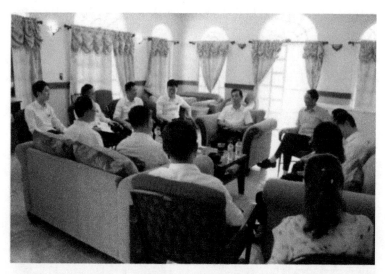

第二批医疗队拜会中国驻多米尼克大使馆

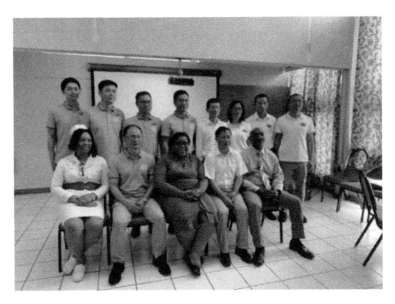

第二批医疗队在医院与第一批医疗队进行工作交接

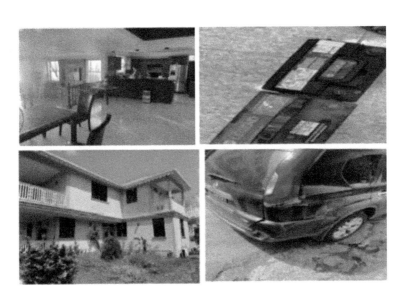

第二批医疗队在当地的生活环境

方友强：执行国家援助任务是难忘的人生经历！

2020年8月初，第二批中国援多米尼克医疗队队长、中山大学附属第三医院泌尿外科专家方友强与医疗队3名队员，完成为期1年的医疗援外任务，结束隔离休整返穗。

此次返程路途遥远，医疗队历经4天3夜，途经3国、历经5次转机回到祖国。抵达广州的一刹那，队员们倍感激动与欣喜。

在多米尼克的这一年里，医疗队经历了各种困难，他们曾感染重症登革热，也遭遇了新冠疫情，但方友强和队员们不忘使命，不惧艰险，坚定且出色地完成了国家交予中山大学的医疗援助任务。

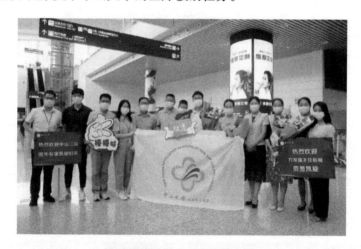

医院同事迎接方友强医生凯旋

义诊巡诊，为华人同胞和当地百姓送医送药

由于地理环境及气候等综合因素，多米尼克常遇飓风，易暴发流行传染病。岛上物资缺乏，生活设施简陋，驻地生活条件较为艰苦。

2019年9月，多米尼克登革热疫情暴发，医疗队3名队员不慎感染，出现高热、寒颤、肌肉酸痛等症状。方友强持续头痛、高热1周，白细胞和血小板降低，病情严重。得知情况后，广东省卫健委、中山大学医院管理处迅速组织传染病专家成立远程诊治指导小组，帮助队员度过漫长的10多天病程。痊愈后，他们又迅速投入医疗援助工作中。

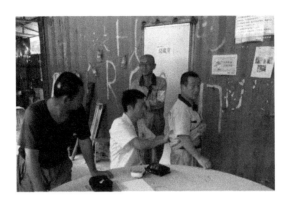

方友强医生到中资机构开展义诊

交通不便、看病预约难、候诊时间长、药品和设备严重缺乏……就医难在多米尼克较为普遍，优质医疗资源非常稀缺。

登革热疫情结束后，方友强率医疗队多次深入多米尼克华人社区、中资企业为祖国同胞送医送药。祖国医疗队的到来，令华人华侨倍感安心。

他们还到当地罗索社区中心、甚至远赴原住民领地 Kalinago 山区进行巡诊，受到当地民众的热烈欢迎。医疗队送医到基层，解决了专科专病规范化治疗问题，为当地百姓解了燃眉之急，这让不少多米尼克人重新认识了中国，展示了新时代的中国形象。

救急症、治疑难，开展"多米尼克首例"

作为医疗队内唯一一名泌尿外科医生，方友强最大的愿望是让多米尼克地区患有泌尿系统疾病和疑难杂症的患者得到规范化的诊疗与优质的服务，切实提高当地泌尿外科专科水平。多米尼克缺乏专业医疗技术人员和设备，许多常规诊疗无法正常开展，诊疗理念的差异和语言问题也增加了队员们和当地医护人员的沟通成本。"办法总比困难多"，方友强这样鼓励自己。2020 年 4 月 15 日，方友强使用我国捐赠的肾脏穿刺造瘘器械和设备，为前列腺癌患者进行了超声引导下肾穿刺造瘘术。

方友强为患者行急诊超声引导右肾穿刺造瘘术

在多米尼克，由前列腺癌或其他盆腹腔肿瘤引起的肾积水屡见不鲜。经皮肾穿刺造瘘术是解决泌尿道梗阻引起的肾积水、迅速改善肾功能的有效方法，相当于给患者置入一台血透机。这是多米尼克首例超声引导下肾穿刺造瘘术。

在负责泌尿外科专科门诊的第一天,方友强就已经发现多米尼克前列腺增生和前列腺癌高发,加上当地民众求医意识不强,专科医生及有经验的护士紧缺,患者得不到妥善处理,即使是简单的插尿管,也常因操作不规范造成尿道损伤,最终导致尿道狭窄。在第一批医疗队援助前,这里没有尿道膀胱镜、前列腺电切镜等设备,很多患者只能做耻骨上膀胱造瘘,术后必须戴着造瘘管过一辈子,严重降低了生活质量。

抵达多米尼克1个月,方友强使用我国捐赠的输尿管镜、前列腺电切镜等设备,为多名尿道狭窄致长期膀胱造瘘患者进行了尿道镜检、尿道狭窄扩张、膀胱弹道碎石取石等手术,一次性解决了患者长期使用造瘘管的问题,大大改善了患者的生活质量。手术虽小,却是当地首例,是泌尿外科领域的一次突破。与此同时,方友强将泌尿专科最常见的急诊操作——正确插尿管和微创经皮膀胱穿刺造瘘术手把手地传授给当地医生,大大减少了因插管困难造成的后尿道损伤并发症,专科急诊会诊明显减少,很大程度上实现了为当地人民健康服务的援助目标。

除了首例超声引导肾穿刺造瘘术、首例超声引导肾脏肿物穿刺活检术、首例输尿管镜下弹道碎石取石术,援多1年,方友强还创下了多项"多米尼克首例",包括首例经腹途径腹腔镜肾癌根治性切除术、后腹腔镜肾脏手术、首例经腹腹腔镜下双侧精索静脉高位结扎术、首例经尿道大体积前列腺电切术等,填补了多米尼克泌尿外科领域微创手术的空白;同时开展了复杂肾结石肾实质切开取石术、腔镜下后尿道断裂修复术,对左肾巨大肾癌(直径>15 cm,并有肾静脉癌栓)患者施行根治性切除加癌栓取出术等高难度手术。

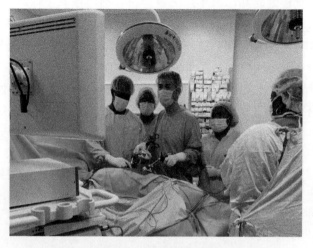

方友强医生开展多米尼克首例腹腔镜肾癌根治术

　　方友强将每一次手术过程转化为实操教学，为当地医生提供高水平的专科技术指导，传播先进的医疗技术和诊疗理念，真正"授人以渔"，为当地培养一批年轻的"带不走的医疗队"。

　　他根据中多友谊医院实际情况，协助国家卫健委向当地捐赠专科发展紧缺的医疗器械，为泌尿专科配置了两台 B 超仪器、经皮肾穿刺套件、前列腺穿刺活检枪、体内肿物穿刺活检枪，以及腹腔镜持针器等腹腔镜手术器械，进一步推动多米尼克泌尿外科专科的建设与发展。

（素材提供：周晋安）

刘斌：用爱接力，援外医生在多米尼克的通关之旅

　　2019 年 6 月 17 日，中山大学中山眼科中心专家刘斌，经过 15000 多公里的长途跋涉，终于踏上了多米尼克的土地，开启了援助的征程。在 1 年多时间里，刘斌开展了门诊、急诊、手术、带教、眼科社区巡诊、青光眼周义诊、医疗队义诊等工作，得到了当地患者、医院和多米尼克卫生部的认可。

　　时间回溯到 2018 年 5 月，走在路上的刘斌医生接到了一个电话，问他是否能够承担援多米尼克 1 年的任务。

　　作为中山眼科中心的医生，这并不是他第一次接到援外医疗的任务。刘斌在眼科中心从事临床医疗工作 10 余年，长期担负非洲、南太平洋援外及基层、藏区医疗扶贫等任务；曾 6 次作为手术医生参加国家卫健委、广东省卫健委组织的援外"光明行"活动，工作成果受到加纳副总统、斐济政府首脑及广东省委员会（简称省委）主要领导好评；4 次参加原国家卫生和计划生育委员会（简称卫计委）组织的"健康快车"白内障复明活动。

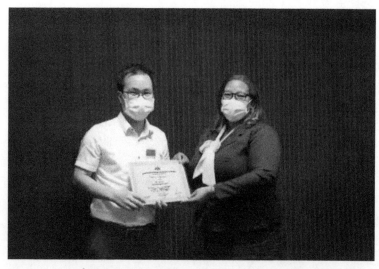

多米尼克卫生部常务秘书威克为刘斌医生授奖

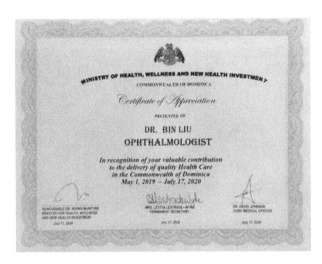

由多米尼克卫生部部长、秘书和首席医疗官共同签署的嘉奖证书

孩子上幼儿园时，刘斌曾问他是否知道自己是做什么的，孩子竟然回答"出差工作"，这句话让刘斌心情很是复杂。接到任务，刘斌立马与家人商量，但没想到，家人一如既往地给予了最大的支持。毫无疑问，这一次，刘斌依然选择了为更多患者送去光明。

甘于奉献，克服万难守护患者

接受任务后，刘斌接受了为期半年的语言和思想培训。虽然做好了充足的准备，但刚到多米尼克时，刘斌和医疗队队员们还是感到了诸多不便。缺医少药、设施简陋是刘斌对当地医院的第一印象。医院里只有 1 台裂隙灯、1 名护士、1 名医助和 1 名身体不好的技术员，医院设施也被台风损毁，只能用瓦、木头等临时搭建的一些简易设施。

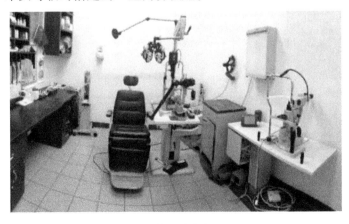

医院眼科诊室

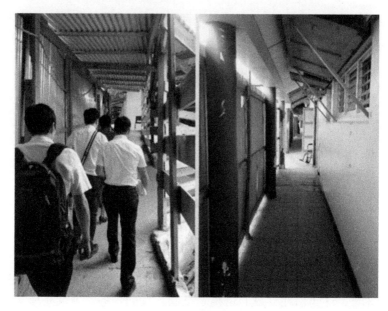

医院实景

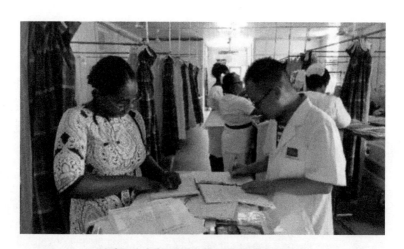

刘斌医生多数时间只能站着完成病房工作

　　1 家大型公立医院，1 位在岗眼科医生，面对的将是一整个国家近 8 万的人口。刘斌工作的中多友谊医院是多米尼克唯一的大型公立医院，眼科是该医院最为繁忙的专科，高峰期时刘斌单日门诊接诊近 50 人次。

　　由于医护人员紧缺，一人常需身兼多职，许多在国内由护士完成或协助的工作，如测眼压、测视力、做 B 超检查等，都需要刘斌亲力亲为。他不断地在医生、护士、药师、工程师兼职会计甚至更多角色中来回切换，不知疲倦。白大褂的扣子掉了，只能自己缝，新冠疫情期间缺少防护设备，只能自己利用 X 光片改装裂隙灯来加强对眼科医生的防护。

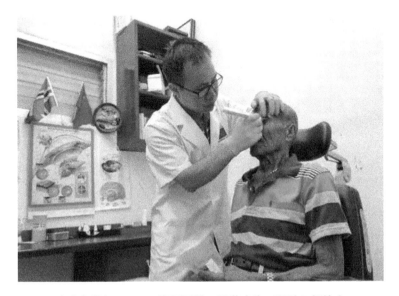

为患者进行 Tonopen 眼压测量、泪道冲洗、眼科 B 超检查

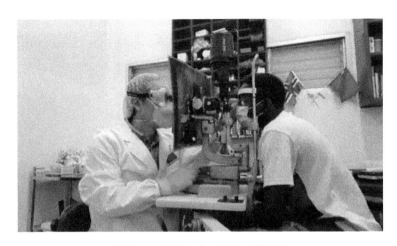

新冠疫情期间为患者剔除角膜异物

在接诊初期，一位做了双眼白内障手术的患者，10多年前被诊断为青光眼，一直坚持用药，眼压却不见好转，在听从刘斌停药一周的大胆建议后，患者眼压恢复正常。这样的患者不止1例，从医多年的经验和敏锐让刘斌产生了质疑，经过反复验证和试验，发现当地医院使用的测眼压方式误差极大，导致许多患者被误诊。于是，刘斌启用了医院唯一一台尘封已久的Goldmann眼压计，开展Goldmann眼压测量，获得更精准的测量数据，纠正了10多名此前被误诊多年且浪费了大量医药费的患者的诊断。因Goldmann眼压测量需要配合唯一一台裂隙灯使用，所以往常由护士承担的测眼压工作，也需要刘斌完成。

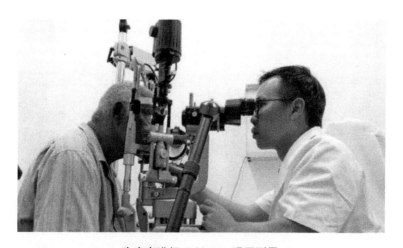

为患者进行 Goldmann 眼压测量

一位患者角膜溃疡并发眼内炎，情况紧急，但医院没有抗生素眼药水。刘斌急中生智，紧急制备头孢他啶滴眼液和自体血清，同时结膜下注射头孢他啶，多管齐下，及时阻止了病情的恶化。第二天，患者症状明显改善，前房积脓减少。

许多年轻医生因为国内药物充足、设备先进，很少留意或没有机会学习这些传统却基础的技能。刘斌说这是他在国内与老一辈医生共事时，通过自己的观察学习到的。

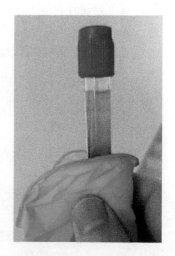

为角膜溃疡患者制备的自体血清

医者仁心，推广先进医疗理念

虽在国外，刘斌却始终坚持着中国医师的道德准则和从业规范，始终坚持患者至上，"只要有患者，我们都会救"。有时候看诊到下午三四点才吃上午饭，他却表示"很多患者从全国各地来一趟不容易，能多看一个是一个"。

一位年逾古稀的白内障老人，没有家人，双眼失明已7年多，但由于各种原因之前就诊的医院无法为他安排手术。刘斌在即将结束援外医疗任务之际，得知该患者的情况，为他安排了一台加急手术。术后第二天，老人却不见踪影，正在大家焦急万分时，有人发现老人正在教堂为治好他眼睛的医疗队队员点蜡烛祈福，听到这个消息，刘斌瞬间眼眶湿润了。

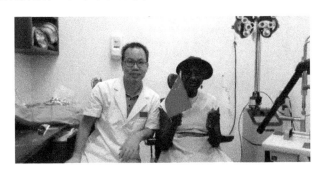

术后双眼复明患者

当地有些医疗理念较为落后，如测血糖不要求空腹，使用包装破损的输液器等。刘斌在日常医疗工作和义诊活动中竭尽全力推广医疗知识、制作科普手册，力图传播更多更先进的医疗知识给患者和医护人员，为更多患者的生活带来光明。

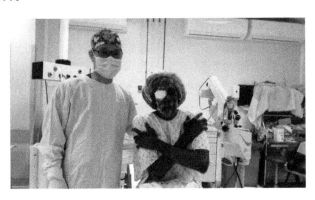

手术结束，患者以当地特有的方式表示感谢

如同中国援外医疗队队员常说的那样，援外医疗，就是要救死扶伤，传播光明，带去中国先进的技术和理念，以提升受援国的医疗水平，把中国医生的形象展示给世人。

授人以渔，开展手术培训带教工作

多米尼克只有一家大型公立医院，老一辈与新一代的眼科医生存在脱节的现象。当地享有威望的一位资深眼科医生，早已休假准备退休，但今年才从加拿大学成归来的眼科医生 Lawrence 却还未上过几次手术台。

由于缺少医疗师资、设备，实验用的模型也依赖进口，医院至今没有实验室，也没有专业的带教室。刘斌因地制宜，整理出一个小房间，找来手术室内一台旧显微镜，利用医院一切可利用的资源，按照国内的标准和培训流程建成了第一间眼科动物实验室。虽然条件简陋，但功能俱全，基本的手术带教和培训都能在这里完成。

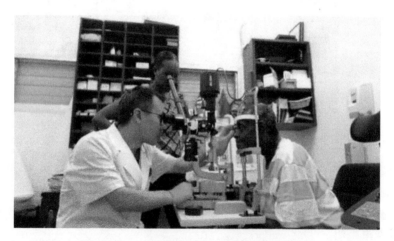

裂隙灯检查、前置镜检查、眼底照相机检查带教

有了实验室，刘斌随即展开了系统的手术操作培训和带教工作，使年轻的 Lawrence 医生掌握更多眼科手术，能独立开展手法小切口白内障手术、翼状胬肉切除术联合带蒂结膜瓣转移术、睑内翻矫正术等。这为多米尼克留下了一个带不走的眼科医生，极大地缓解了当地民众眼科手术难的问题。"虽然我无法一直留在多米尼克，但她可以在那做一辈子。"刘斌说道。

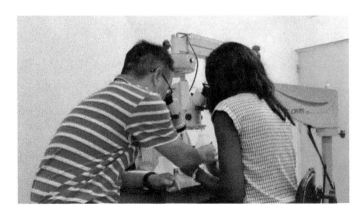

模型眼手术带教

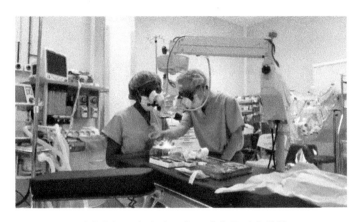

手法小切口白内障手术、睑内翻手术带教

回国后，当地医院的护士专门发信息问候刘斌，非常欣喜地告诉他："看，Lawrence 医生正在为患者开展手法小切口白内障手术。"经刘斌培训带教后，Lawrence 成了多米尼克第一个掌握手法小切口白内障手术的眼科医生。

当地既往使用的传统大切口白内障摘除手术，要缝线，散光大，并发症多，其水平大约相当于中国 20 年前的。手法小切口手术的引进和推广，改变了多米尼克落后的白内障治疗现状，找到了目前适合他们国情的、不依赖于昂贵的医疗设备和晶体材料的手术方法。在刘斌的培训下，院内其他住院医生也可以做一些简单的眼科处理，有效缓解了医院眼科医生紧缺的窘况。

冲锋在前，背靠温暖的港湾

刚开展工作时，刘斌发现中多友谊医院的显微镜无法正常使用，一次性泪道冲洗针也没有，他迅速联系中山眼科中心的同事，跨越山海，运来了新的器械。

国内寄来部件，终于鸟枪换炮，可以正儿八经的做几台手术了

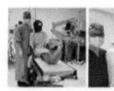

刘斌医生在朋友圈分享收到国内援助物资的信息

多米尼克暴发登革热疫情时，刘斌和医疗队队员们在 2019 年 9 月也不慎感染，中秋节当天使馆经济商务处参赞王全火等人到驻地看望，不仅把使馆仅剩的 2 瓶驱蚊水留了下来，还专门协调人员安装纱窗、纱门。2019 年 9 月 27 日，虽然正值登革热在多米尼克流行，但国家卫健委王贺胜副主任仍如期率代表团访问多米尼克，并到驻地看望医疗队队员，还带来了蚊帐等急需的防蚊设备。

在社会各界的帮助下，刘斌圆满结束了援多米尼克的工作。结束任务时，刘斌有些不舍，舍不得从医院到住处的路上，那些带着灿烂笑容对他说"Hi, doctor"的人，舍不得那些复诊时调侃他"英语又进步了的"人，舍不得那个术后第二天跑去教堂为他祈福的人。

前赴后继，用爱接力眼科援外

刘斌是中山眼科中心参与援多米尼克医疗任务的第二位专家，在此之前，中山眼科中心曹乾忠医生加入了第一批援多医疗队。刘斌在踏上去往多米尼克的旅程之前，曹乾忠就将当地医院的情况、注意事项等各种情况事无巨细地告诉了他，为援外任务的顺利开展奠定了基础。

同样，刘斌拍摄了包括多米尼克高发眼病情况、医院情况、会计系统的

使用等在内的介绍视频，将他宝贵的援外经验毫无保留地传授给下一任队员。

在这个前赴后继的过程中，越来越多的患者受惠，增进了我国与"一带一路"国家的民心相通、民意相融，在构建人类命运共同体的过程中，传承着"大爱无疆"的人文情怀。

（素材提供：邰梦云　唐艳丽）

吴德熙：飞 20 多个小时转 2 次机，这位驻华大使为何来到中大求医？

"感谢中国医生给了我第二次生命。"2019 年 8 月 21 日上午，来自多米尼克的驻华大使马丁·查尔斯坐在记者面前，神色怡然，分享了他在中国的就医经历。

3 周前，马丁·查尔斯在多米尼克突发心绞痛，在中国医生的陪同下，转机 2 次，历时 2 天，来到广州接受治疗。虽然路途遥远，危险潜伏，但他还是选择相信中国医生。他说："尽管我们相隔重洋，但是我们是好朋友，是一家人。"

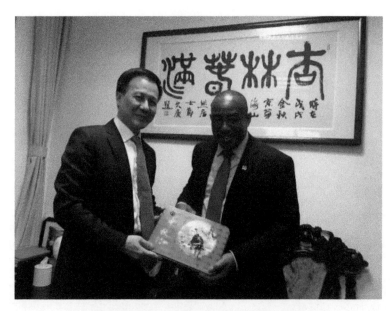

肖海鹏院长与多米尼克大使马丁·查尔斯合影

是胃炎还是心肌梗死？关键时刻中大医生凸显专业能力

2019 年 6 月，由国家卫健委交由中山大学组派的第二批中国援多米尼克医疗队远渡重洋，开展为期 1 年的医疗援助，在该国首都玛格丽特公主医院开展日常临床工作。

　　来自中山大学附属第一医院的心血管内科专家吴德熙就是其中一员。在这个心血管疾病高发的国家，除了正常的出诊时间，还要应对全国各地随时赶来的急诊，他必须24小时处于待命状态。2019年7月29日，在忙碌了一整天后，吴德熙刚刚回到驻地就接到了一通紧急电话："有患者突发急病，需要急会诊。"他放下电话，立即赶往医院。

　　抵达医院后，来不及向患者做详细的自我介绍，他立即仔细询问病史和症状。此时的马丁·查尔斯有"烧心"（胃灼热）感，还有一些食物反流的表现，并没有典型的心绞痛症状。吴德熙不放心，立即给他查了心电图。心电图提示，V1导联QRS波呈QS型，V2导联出现了小q波和胚胎r波，QRS波为qrS型；并不是典型的心肌梗死表现。

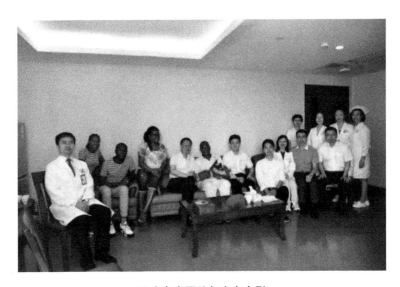

医疗专家团队与患者合影

　　吴德熙查看他的检查记录，前一天晚上查了心肌损伤标志物——肌钙蛋白仅轻微升高。此时，并没有心肌梗死的明确指征，当地医生一致认为他只是急性胃炎，仅需要对症治疗。可结合马丁·查尔斯的既往病史和家族病史，以及表现出来的症状和检查结果，吴德熙却认为，他是急性心肌梗死，病情属于危急症级别，需要立即收治入院治疗。

　　面对旁人的不解，吴德熙并没有解释太多，他立即再为马丁·查尔斯查了一次肌钙蛋白，此时这一指标明显升高，当地医生才认可了他的判断。

飞 20 多个小时，他们到中国求医

收治入院后，马丁·查尔斯进入 ICU 接受治疗。可是，对于心肌梗死患者，后续的治疗需要进行冠状动脉造影检查，加上当地医疗设备匮乏且没有心血管内科医生，因此，吴德熙建议马丁·查尔斯去广州，到中山大学附属第一医院治疗。

多米尼克是位于东加勒比海向风群岛东北部的一个岛国，从多米尼克到广州要飞 20 多个小时，中途转乘 2 次飞机。

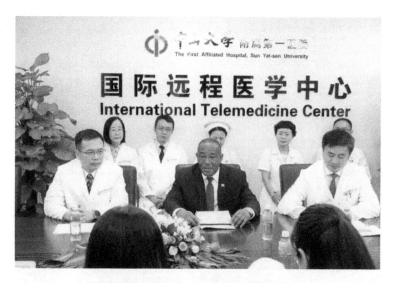

多米尼克大使马丁·查尔斯接受媒体采访

路途遥遥，在飞行过程中，随时有突发心肌梗死的危险，这让马丁·查尔斯有些犹豫。然而，在搜集了相关资料后，马丁·查尔斯打消了顾虑。当他听到吴德熙说"I will go with you"时，他被感动了，打定主意来中国。在采访中，他两次形容这感人的一幕。

为了防止意外，一路上还准备了必要的医疗设备和药物，确保万无一失。

"感谢中国医生给了我第二次生命"

马丁·查尔斯抵达后，中山大学附属第一医院安排了多学科医疗团队，对他进行全面的检查和健康评估。该院医疗专家团队对他的整体治疗给出了合理的医学建议。

　　马丁·查尔斯接受了一系列的检查。在此过程中，医护人员们尽己所能地给予他无微不至的照顾。他表示："非常感谢这些照顾过我的人们，多米尼克方言有个词叫'tang gord'（音译），意思是在我身边的美丽的人们。谢谢你们！"

　　在进行充分的术前准备后，专家团队给他做了冠状动脉造影。冠状动脉造影检查发现，马丁·查尔斯的左冠状动脉前降支和回旋支都出现了明显的狭窄，医生们在狭窄处各植入一枚药物洗脱支架后，狭窄消失，血流通畅。

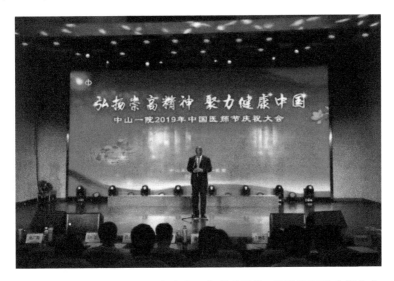

多米尼克大使马丁·查尔斯出席中山大学附属第一医院医师节庆祝大会

　　术后马丁·查尔斯病情平稳，第二天就顺利出院了。"非常感谢中山大学附属第一医院，我要把你们推荐给我的同事、朋友和家人。这里的敬业精神、服务质量是首屈一指的！"回顾起自己的治病经历，马丁·查尔斯感慨万分："我几乎可以确定，这里的每一个人从事这份工作，不是为了金钱和名誉，而是源于对人类的普遍关爱。"

　　马丁·查尔斯还非常感谢中国援多米尼克医疗队："我在我的祖国生病了，非常幸运得到了中国医疗队医生的治疗，给了我第二次生命。中国医生吴德熙还陪伴我一路从多米尼克到中国就医，这印证了中多两国深厚的友谊。"

（素材提供：彭福祥　赵现廷）

甄子俊：在践行使命中彰显中国医师担当

"始惊三伏尽，又遇立秋时"，经历了4天3夜的舟车劳顿后，2020年8月7日，完成援外医疗任务的第二批援助多米尼克医疗队队员、中山大学肿瘤防治中心儿童肿瘤科专家甄子俊在结束隔离后顺利抵达广州。广东省卫健委、中山大学、中山大学肿瘤防治中心代表和家属一同前往白云机场迎接援外专家凯旋。

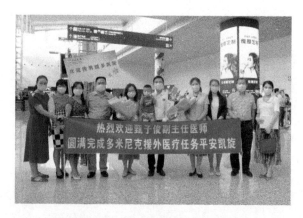

甄子俊医生完成援外医疗任务平安凯旋

回到阔别已久的"羊城"广州，看到妻儿的他，眼神中透露的是浓浓的爱意。回忆起这次不同寻常的援助任务，甄子俊感慨良多，他认为多米尼克之行是令他终生难忘的宝贵的精神财富。

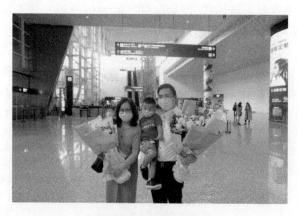

甄子俊医生与家人合影

不寻常的中秋，与登革热大战的惊魂72小时

"那一刻嗅到了死亡的气息，一阵巨大的恐惧感袭面而来。"甄子俊自己曾撰文回忆到。去年夏秋之交，多米尼克由于雨量较多，气候炎热，蚊蝇滋生，大面积暴发了登革热疫情。中秋节的前两三天，医疗队4名队员中有3人先后被确诊为登革热。2019年9月12日晚7点，甄子俊突发胸闷、呼吸困难和头晕，很快出现意识丧失，晕倒在地，由于跌倒的冲击力还导致左眼眶摔开2道口子，整个额头都是鲜血，所幸被队友及时发现并救助。此刻甄子俊的血压仅61/42 mmHg，是典型的重症登革热表现。

队友们克服身体不适，全员迅速出动，以最快速度将甄子俊送到受援医院救治。甄子俊接受了人生中第一次住院治疗——住在有19人的超大房间，房间内只有一个用窗帘围起来的洗澡间，各种噪音此起彼伏，30 ℃以上的高温下没有空调，衣服和床单都被汗水湿透，只能用凉水洗浴，病号餐也只有面包。在忍受了3天艰苦环境的煎熬后，甄子俊病情好转，和队友商议后选择返回驻地，自行观察直至痊愈。

在甄子俊生病的日子里，中国驻多米尼克大使馆经济商务处领导、援助医院的同事第一时间前往医院看望。中山大学和肿瘤防治中心在得知情况后，高度重视，中山大学医院管理处第一时间成立会诊微信群，邀请国内知名的专家与上批援多队员，对甄子俊的治疗和护理进行远程指导，确保甄子俊的身体恢复健康。2019年9月27日，国家卫健委王贺胜副主任远渡重洋，率代表团访问多米尼克，其间专程前来驻地看望援多医疗队队员，为加强队员的防蚊、防病、保持身心健康出谋划策，并送上贴心的防蚊设备。

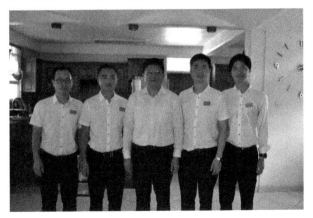

国家卫健委王贺胜副主任（左三）看望医疗队队员

在各级领导、专家的关心和支持之下，经过为期1周的休整，3位队员均已康复，并重新回到工作岗位，继续履行援助使命，这"惊心动魄"的经历也永远留在了甄子俊的记忆里。

克服重重困难，千方百计解决当地"看病难"

"看病难"的问题在多米尼克尤为明显，交通不便、候诊时间长、预约时间长、公立医院技术水平有限、药品和设备严重缺乏、住院条件简陋等这一系列的困难都严重影响了多米尼克居民的健康水平，也让援多医疗队队员们倍感棘手。面对重重困难，医疗队队员们没有退缩，他们千方百计地为当地居民提供先进的医疗服务，积极走入社区，送医送药暖人心，为缓解"看病难"的问题东奔西走。

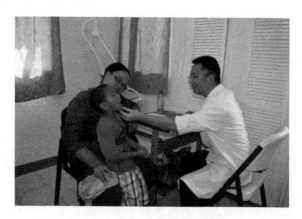

甄子俊医生为当地居民看病

在多米尼克，医疗队接诊患者的地方五花八门，有医院旧楼破败的诊室，有宽敞明亮的新楼办公室，也有中资机构的会议室、车库甚至是建筑工地，而最特殊的一次是在汽车上的移动诊室。和以前一样，患者很珍惜难得的义诊机会，早早前来静候。其中一位女士给甄子俊留下了深刻印象，她不仅毫无怨言地从早上8点候诊到中午12点，还谦让排在她后面的2个年龄较大的患者。

义诊由2位当地的全科医生带队，她

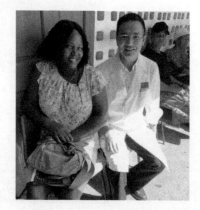

耐心等待、毫无怨言的患者（左一）

们很珍惜跟中国医生共事的几个小时，热情高涨地向甄子俊请教各种专业问题。甄子俊谈到，在诊疗过程中，队员们总是毫无保留地和当地医生一起深入交流和分享，进行各种疑难病例讨论等技术的"传帮带"，希望为多米尼克留下一支"带不走的医疗队"。

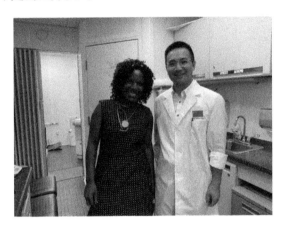

甄子俊医生与当地健康中心医生合影

　　在当地工作、生活的华人华侨，特别是各中资机构的中国工人同样面临着"看病难"的问题。中国工人参与各种援建项目，长期驻守当地，然而他们大多数无多米尼克国籍，需要医药自费。大多数人语言不通，无法跟当地医护人员沟通。一旦患病，有人一直忍耐，有人胡乱用药，有人不知该看什么专科，有人在医院预约数月才能挂上号。针对这种情况，甄子俊所在的医疗队积极主动到各中资机构开展多场义诊，为大家送医送药、排忧解难，获得了当地华人华侨、中国工人的高度肯定。祖国医疗队的到来，令他们倍感安心。

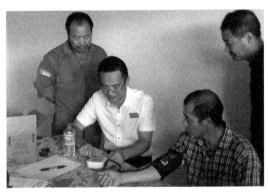

甄子俊医生为在多援建的中国土木工程集团工人义诊

当援外遇上疫情，中国医生彰显大国担当

在 2020 年新春佳节来临之际，一场突如其来的新冠疫情打破了喜气洋洋的节日氛围。危难时刻，就在全国各地医护人员从四面八方驰援湖北，成为"最美逆行者"的同时，援多米尼克医疗队队员们也迅速反应，匆匆结束探亲，继续履行援外使命。当援外遇上疫情，一场前所未有的挑战开始了。

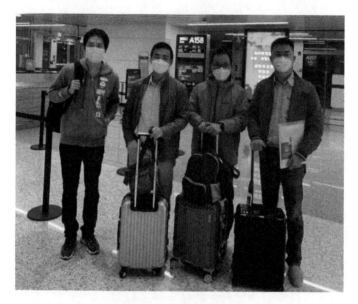

队员集结，赶赴多米尼克

因受疫情和航班经转国临时颁布的入境政策影响，医疗队队员临时改变了行程，因此导致出境、过境时意外频发。一路上医疗队队员所经各国防疫规格明显升级，气氛紧张，幸好最终有惊无险地抵达多米尼克。此时，加勒比地区的岛国也陆续出现确诊病例，这使得多米尼克的疫情防控形势变得非常严峻。

结束 14 天驻地隔离的甄子俊和医疗队队员们第一时间奔赴多米尼克抗疫战场，中国驻多米尼克大使馆也召集全体队员作抗疫总动员，号召大家众志成城，全力打赢这场没有硝烟的疫情阻击战。医疗队队员通过不同的渠道，向华人同胞们宣传防疫抗疫知识，帮助他们建立防范意识，在使馆的带领下为同胞们提供医疗咨询和健康服务，守住健康阵地。医疗队队员积极参与中多友谊医院关于疫情防控的多场信息沟通会，介绍中国的抗疫经验；同

时和当地医护人员一起，投身抗疫一线，进行各项消杀工作；对医院的患者进行大量的防疫健康宣教，引导其安全、有序就诊，避免人员聚集。

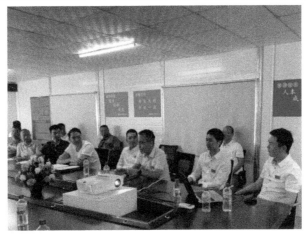

宣传防疫抗疫知识

由于肿瘤患者病情不能延误，甄子俊所在的肿瘤科的所有诊疗工作照常进行，全副武装的他们每天都要克服胸闷、头晕、目眩等不适，坚持接诊患者。在甄子俊和其他医生一起努力抗击疫情的同时，来自中国的抗疫物资也在源源不断地抵达多米尼克，充分保障防疫工作的顺利开展。在各方的共同努力下，多米尼克终于有效地控制了疫情，确诊病例数未超过 18 例，而此时甄子俊的援助期限已满，但他没有马上回国，仍然坚守在自己的岗位上。

人类是休戚与共的命运共同体，团结合作是战胜疾病最有力的武器。为进一步践行习近平总书记提出的构建人类卫生健康共同体理念，在甄子俊圆满完成援外任务平安返粤的同时，援助多米尼克的下一棒已经交接到了内科专家王志强的手中。据悉，这已是中山大学肿瘤防治中心派出的第三位援多医疗专家。他们不仅为当地带来了先进医疗技术，同时也谱写了中多友谊的崭新篇

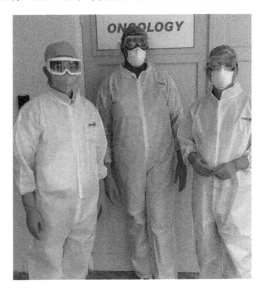

疫情期间坚守岗位（左一为甄子俊医生）

章，为推动建设人类卫生健康共同体贡献了自己的力量。

2020 年 7 月，第二批医疗队成功结束了一年的援外工作，圆满收官。

队员们始终牢记责任和使命，致力于多米尼克的医疗专科建设，尽力帮助病患。在援外期间，他们经历了登革热病毒的折磨，甚至面临生死考验。他们坚守岗位，尽职尽责，不仅完成本职工作，还向多米尼克人民提供疫情防控的中国方案和智慧，与他们携手并肩，共同应对疫情，为最终战胜疫情做出了重要贡献。

（素材提供：赵冬）

第三批援多米尼克中国医疗队事迹

　　第三批医疗队由 4 位专家组成，分别是中山大学肿瘤防治中心内科王志强医生（队长）、附属第一医院心内科吴德熙医生（留任）、孙逸仙纪念医院泌尿外科韩金利医生和中山眼科中心黄创新医生。

　　2019 年 9 月，队员们工作的玛格丽特公主医院在中国政府的援助下，完成了扩建，更名为中多友谊医院。改扩建后新医院总建筑面积达 26300 m²，配备中国政府提供的核磁共振仪、X 光机、聚集超声肿瘤治疗系统等先进医疗设备。2021 年 11 月，泛美卫生组织负责人视察该院后表示，中多友谊医院的设施是世界级的，这是加勒比地区最先进的医疗卫生中心。

　　至此，中山大学援多米尼克医疗队队员已在多米尼克倾情奉献了 700 多个日夜。

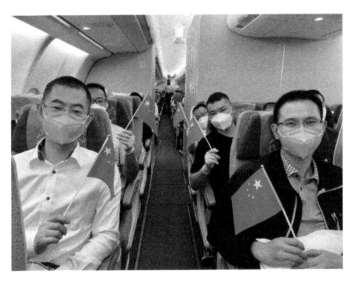

王志强医生（右一）和队友在飞往多米尼克的航班上

王志强：医术无国界！看中山大学肿瘤防治中心医生在多米尼克的大爱无疆

2020 年 9 月 30 日，中山大学肿瘤防治中心内科专家王志强作为第三批中国（广东）援多米尼克医疗队队长，远赴多米尼克执行医疗援外任务。回顾整个援外历程，仿佛就发生在昨天，让他记忆犹新……

2020 年 4 月，中山大学遵照上级指示继续选派第三批援多米尼克医疗队，由王志强担任队长。王志强是一名有着 23 年党龄的中国共产党老党员，也是中山大学肿瘤防治中心内科第二党支部的组织委员。出发前，他系统学习了我国医疗卫生援外的历史、现状及各项规章制度。通过学习，他深刻理解了习近平总书记提出的人类卫生健康共同体的含义，深入了解了在新冠肺炎流行期间，中国各援外医疗队在世界各国防疫战线中做出的卓越贡献；并庄重宣誓"我们将牢记援外医疗光荣使命，不辜负祖国人民重托，不畏艰苦，甘于奉献，救死扶伤，大爱无疆；为增进中国和受援国人民友谊、促进世界和平做出积极贡献"。

不忘初心，在援外工作中坚定使命

抵达多米尼克后，王志强发现他所在的肿瘤科在当地医院属于内科，科室仅有 1 位古巴医生、1 位本地医生和 2 位护士。由于条件限制，工作开展时遇到了许多问题：在肿瘤的诊断和评估方面，医院病理科无法进行免疫组化及基因检测；影像学检查方法只有 X 光、彩超及 CT，预约及等待结果时间长；大部分肿瘤标志物无法在院内检测。在肿瘤治疗方面，由于医院没有放疗科，患者需要到国外进行放疗；缺少专门的化疗病房，绝大部分患者只能门诊化疗；院内药房没有靶向治疗及免疫治疗药物，患者需要到自费药房购买，价格昂贵；化疗药物也比较缺乏，严重的时候甚至会出现断药；整个医院也缺乏肿瘤多学科综合治疗的理念及实践。

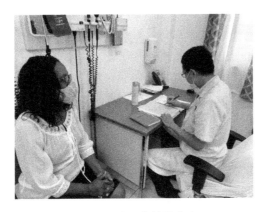

王志强医生正在接诊患者

　　面对新环境和新挑战，他心中有一个坚定的信念，就是排除万难，全力以赴做好各项医疗工作。在援外1年多的时间里，他克服了语言关，熟悉了当地的医疗体制和医院各项工作的操作流程，尽力让患者得到规范的治疗。

　　2020年11月，一位50多岁的女性乳腺癌患者前来就诊。该患者于2017年经过根治性手术、辅助化疗和放疗，2018年放疗结束后开始口服来曲唑辅助内分泌治疗。2020年11月，患者复查彩超发现肝脏有两个病灶，高度怀疑转移瘤，但彩超报告未描述病灶大小。患者没有任何症状，情况良好。经验丰富的王志强没有简单地根据检查结果下结论，他从患者最早的病历开始查找。基于过去2年的病历资料，他建议让患者1～2个月后再复查彩超进行对比。后来患者做了肿瘤标志物、胸片等检查，结果均正常。王志强说服古巴医生，同意让患者随访，继续口服来曲唑治疗。2021年9月，该患者复查彩超提示肝脏病灶没有变化。王志强用他丰富的医疗经验，让患者免受化疗的痛苦。

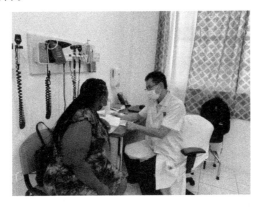

王志强医生耐心和患者进行沟通

援外工作 1 年，王志强医生共诊治患者约 730 人次，无论是早期肿瘤患者的术后辅助治疗和随访，还是晚期肿瘤患者的姑息化疗和最佳支持治疗，他都尽心诊治，为患者排忧解难。在保质保量完成门诊、住院患者查房及会诊等常规工作的同时，针对前列腺癌患者的治疗现状，他一方面联系多个科室讨论病例，积极推广肿瘤多学科综合治疗，尽量为患者提供合适的治疗方案；另一方面，利用各种场合，向多米尼克卫生部部长、卫生部首席医疗官、中多友谊医院首席执行官和院长提出建议，希望改进肿瘤治疗的相关问题。

此外，他还开展了多米尼克前列腺癌患者问卷调查及病例回顾性分析项目，试图找出制约当地诊治水平提高的关键问题，希望能为改善患者治疗效果提出新建议。

除了外派医疗专家外，我国还向多米尼克援建了一所医院——中多友谊医院，该项目以多米尼克首都的玛格丽特公主医院为基础，计划新建 7 座建筑，包括病房楼、门诊楼、医技楼和行政楼等。2020 年 12 月，王志强队长作为专家组成员，参加了中多友谊医院的竣工验收工作。其中，2 号医技楼的医疗设备均为中国援助，主要作为手术室和重症监护室使用。经过 1 周的努力，验收工作圆满完成，所有医疗设备均能顺利运行。

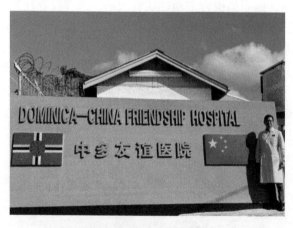

王志强医生在中多友谊医院

王志强还积极组织医疗队为在多米尼克的中资机构及华人华侨开展义诊，进行各专科的体格检查、血压测量和健康宣教，对常见疾病及健康问题进行答疑解惑、赠送常用药品。当他们需要帮助或到医院就诊时，医疗队会尽力协助，为他们解决实际问题。

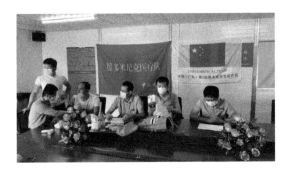

医疗队援助留影

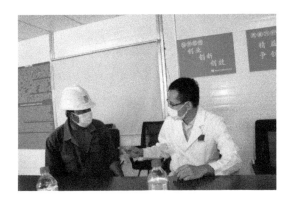

王志强医生为中资机构员工进行义诊

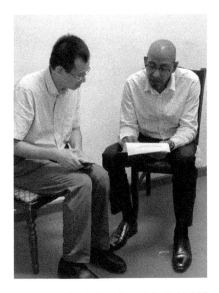

王志强医生与多米尼克卫生部部长交谈

王志强还带领医疗队积极为多米尼克医疗卫生事业出谋献策，多米尼克总理、卫生部部长和驻华大使等官员在不同场合多次称赞和感谢第三批医疗队，当地媒体也多次报道了医疗队的工作成绩。

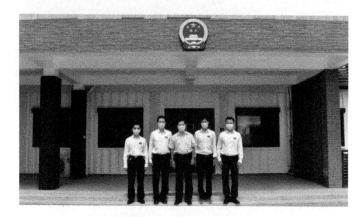

第三批医疗队队员与卢坤大使合影

中华人民共和国驻多米尼克大使馆经济商务处

感谢信

广东省卫健委、广东中山大学：

　　由你们选派的援多米尼克医疗队在2020年工作中取得优异成绩，他们在参与当地新冠肺炎疫情防控、提供高质量诊疗服务、开展各类微创手术、规范诊疗和手术程序、传播先进医疗理念等方面积极开拓、热情服务，得到多米尼克政府和民众的高度赞扬。

　　面对2020年来势凶猛、持续蔓延的新冠肺炎疫情，以方友强、甄子俊、刘斌和吴德熙四名医生组成的第二批援多医疗队，和以王志强、吴德熙、韩金利和黄创新四名医生组成的第三批援多医疗队，坚守"不忘初心、牢记使命"宗旨，以推动构建"卫生命运共同体"为己任，坚决贯彻落实卫健委和驻多使馆关于"加强疫情防控和复工复产、积极开展防疫合作、努力提升合作效果"要求，敢于牺牲、勇于担当，团结一致、克服困难、砥砺前行，为促进中国和多米尼克友好关系的稳定发展作出了应有的贡献。

　　特致感谢！

　　　　　　　　驻多米尼克大使馆经济商务处

　　　　　　　　二〇二〇年十二月二十八日

援多医疗队的工作得到了中国驻多米尼克大使馆经济商务处的高度肯定

　　"通过 1 年多的援外工作，以及一系列学习交流，医疗队队员们更加坚定了自己的初心与使命。我们希望能脚踏实地地开展医疗工作，推进中多医疗卫生交流与合作。我们会不忘初心，牢记使命，出色完成援外任务，向祖国和人民上交一份完美的答卷，为构建人类卫生健康共同体贡献中大力量!"王志强说。

（素材提供：王志强）

吴德熙：人民日报——中国医生与搭档成了当地名人

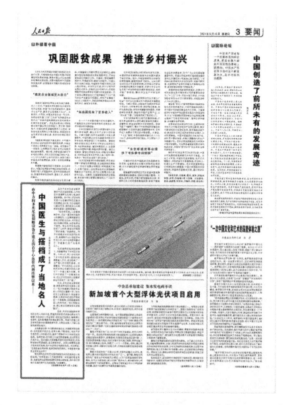

2021 年 8 月 15 日，《人民日报》报道吴德熙医生在多米尼克救治心血管患者的事迹

在位于多米尼克首都罗索的中多友谊医院里，来自中山大学附属第一医院心内科的专家吴德熙正在耐心地询问患者病情。自 2021 年 5 月多米尼克首个心血管内科在这里正式挂牌成立以来，不少当地民众慕名而来，预约就诊心内科疾病的患者人数明显增多。

"在多米尼克，心血管疾病多发，过去一直没有本地的心血管医生，心血管病患者主要由内科医生诊治，不仅存在误诊和漏诊现象，治疗效果也不理想。现在多米尼克的医院有了心内科，患者治疗得到了更好保障。"吴德熙说。作为中国援多米尼克医疗队的一员，吴德熙于 2019 年赴多米尼克工作，如今他和搭档蕾切尔·安德鲁已成了当地的名人。

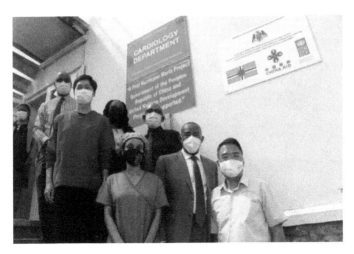

2021 年 5 月 21 日，多米尼克首个心血管内科挂牌成立，
多米尼克卫生部部长约翰·科林·麦金太尔、多米尼克驻华大使马丁·查尔斯、
中国驻多米尼克大使馆经济商务事务负责人王全火
及中国援多米尼克医疗队队员吴德熙等参加揭牌

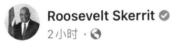
Roosevelt Skerrit ✔
2小时 · 🌐

Yesterday, Cardiology Department was started at the Dominica-China Friendship Hospital. The department is equipped with advanced facilities, including a 24 hr Holter Monitoring, 24hr Ambulatory Blood Pressure Monitoring (ABPM), External Pacemaker capabilities, Echocardiograms and the new advanced 12 Lead ECG Technology. With the opening of this department, we have taken a step ahead in our goal of developing a fully equipped Cardiology Unit.

**多米尼克总理罗斯福·斯凯里特在其个人"脸书"（Facebook）发布
当地首个心血管内科设立的消息**

　　在吴德熙的指导和推荐下，安德鲁拥有了专科医生资质。2021 年 5 月，两人合作完成了多米尼克首例心脏临时起搏器植入手术，成功抢救了一名严重心动过缓的患者。

蕾切尔·安德鲁说："手术成功后，公众的热烈反响让我意识到自己参与了一件意义重大的事。我们不仅挽救了一名患者的生命，还让多米尼克的心血管疾病治疗实现了一次飞跃。"

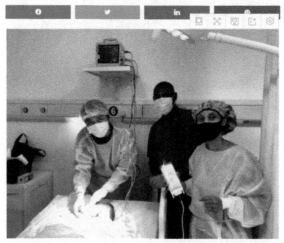

Dominica undertakes its first temporary pacemaker implant

PRESS RELEASE - Health Promotion Unit Ministry of Health, Wellness and New Health Investment - Saturday, May 22nd, 2021 at 3:25 PM

Left: Cardiologist, Dr Dexi Wu, Middle Dr Curtis St. John (Accident and Emergency Department), Right: Cardiologist, Dr Rachel Andrew

Cardiologists Dr. Dexi Wu from the Chinese Medical Team and Dr. Rachel Andrew, a Dominican, made history when they successfully implanted the first temporary pacemaker to resuscitate the life of a critically ill patient who suffered a severe bradycardia (very low heart rate).

当地媒体 DNO 报道中国援多米尼克医疗队成功开展第一例临时起搏器植入术

对此，多米尼克总理罗斯福·斯凯里特在社交媒体上表示："我们向着建立装备齐全的心内科迈出重要一步。"

多米尼克卫生部部长欧文·麦金泰尔强调，这是多米尼克医疗领域的一个里程碑，并特地感谢两国心内科专家，"中多两国心内科专家积极主动、尽心敬业的精神将永远被铭记"。

中多友谊医院有两间独立的心内科诊室，科室所用的医疗设备全部由中方捐赠，包括动态心电监测仪、动态血压监测仪、触摸屏心电图机、临时起搏器和脉搏血氧仪等。

科室外的墙上还设有特别制作的健康教育专栏，以帮助当地人了解心血管疾病的预防知识。

当地患者加斯·托马斯患有高血压，长期服用降压药物，但血压仍控制不良，经常头痛，不敢运动。他在中多友谊医院心内科就诊后，接受了便携式24小时动态血压监测。监测发现，托马斯上午血压明显偏高，且以舒张压升高为主。医生据此为其调整用药时间和种类后，托马斯的症状明显减轻，血压控制良好。这项以前需要出国才能完成的监测，如今在多米尼克就能完成。托马斯说："这项检查结果详细，能够发现我的病因。非常感谢中国医生的专业诊疗！"

现在同样在多米尼克国内就能完成的检查还有动态心电图监测。"对那些每6个月就需要做1次检查的患者来说，在新冠疫情防控期间很难出国检查，如今他们很高兴在国内就可以完成检查。"蕾切尔·安德鲁说。

（素材提供：彭福祥）

黄创新：疫情下的多米尼克，因为他们而温暖

2020 年 9 月 28 日，中山大学中山眼科中心眼底病科专家黄创新作为第三批中国（广东）援多米尼克医疗队成员，启程参加援多医疗工作。这是中山眼科中心连续第三年选派医生远赴多米尼克开展援外医疗工作。

万里征程，多方加持

黄创新医生作为第三批中国（广东）援多医疗队成员，不忘初心，勇担使命，在中山大学中山眼科中心和我国驻多大使馆、当地卫生部及中多友谊医院（原玛格丽特公主医院）等的支持下，顺利解决各种证书问题，为医疗工作的顺利开展解决了后顾之忧。

出发前往多米尼克之前，中山大学中山眼科中心参加第一批和第二批援多医疗队的曹乾忠医生、刘斌医生等，还向黄创新医生做了详细的介绍，帮助他提前了解了当地的诊疗压力、医疗环境、风俗习惯等，为他此次行程打下了一剂"强心针"。

在国内外多方力量的帮助下，黄创新等医疗队员的援外工作迅速步入正轨，在国外复杂的疫情防控形势下，已坚守奋战三月有余。

面对疫情，义无反顾

虽然做了充足的准备，但正式进入当地眼科临床后，仍面临着不小的挑战。

黄创新医生发现尽管多米尼克的患者并没有国内那么多，但医生需要负责的事情多而琐碎，一人往往身兼多职。医院医护资源非常紧张，仅有 1 名高年资的眼科主任，主要负责科室管理、部分疑难疾病和手术，常规的门诊诊疗工作则主要由黄创新和当地的一名年轻医生负责，门诊及手术室护士人员也极少。

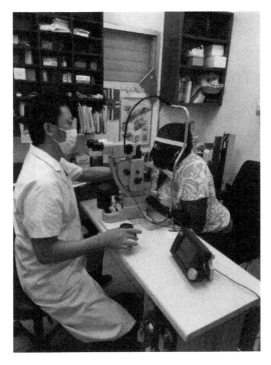

黄创新医生给患者准备激光治疗

此时，北美洲、南美洲等多地区仍处于新冠疫情高峰期，位于美洲中部地带的多米尼克，防疫压力很大，疫情形势不断出现反复。医护人员都很疲劳，时常感觉应付不过来。大家精神高度紧张，经常有工作人员因为身体不适而暂停工作。

黄创新医生等医疗队队员们顶着压力和风险，坚持每天做足防护，戴口罩、勤洗手，丝毫不敢松懈，小心翼翼又义无反顾地在当地卫生工作一线默默地为患者提供高质量的眼科诊疗服务。

新挑战新要求，唯有全力以赴

尽管压力不小，但压力也是动力。从周一到周五，除了安排手术、激光治疗或者到社区巡诊的日子，眼科门诊团队每天需要接诊20～40名患者。

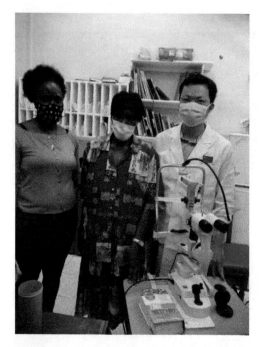

黄创新医生到社区中心为一名 90 多岁的老人看病

门诊患者的情况，除了白内障、青光眼、糖尿病视网膜病变以外，还有干眼症、结膜炎、屈光不正、眼外伤等。在护士忙不过来的时候，黄创新也要给患者查视力、测眼压、散瞳等。由于很多患者大多是半年或 1 年才复诊 1 次，他需要对每位患者进行详细的眼前节及眼后段检查，要花比平常更久的时间，才能让患者或家属明确理解。

而到社区巡诊的时候，对发现的病例，如青光眼患者及视网膜病变患者，均会在现场积极予以对症处理。如果患者需要手术也会一一做好记录，与医院就诊患者一起统筹安排。

让黄创新感到遗憾的是，尽管大家努力地在看门诊和安排诊疗，但仍然有不少白内障患者处于能感知手动甚至仅有光感的视力，正在等待被救治；有很多青光眼患者的眼压一直波动，难以控制，但由于种种原因难以接受手术治疗；在随访中发现有很多糖尿病视网膜病变患者病情已逐渐恶化，需要激光治疗或者玻璃体腔注药，甚至有个别出现增殖性视网膜脱落而毫无办法。因为局限于当地的具体情况，医疗队无法完全满足各方面的要求，只能尽力而为。

服务海外同胞，无限爱国情怀

除了尽量满足当地眼科需要，中国医疗队同时还要负担我国驻多米尼克各级工作人员、华人华侨的健康保健工作。而在平时的门诊中，黄创新也会为我国同胞加急处理各种紧急的眼健康问题。

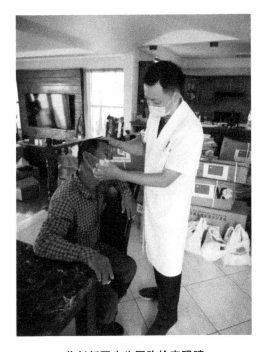

黄创新医生为同胞检查眼睛

因为中国在多米尼克务工的建筑工人比较多，经常有眼外伤或角膜异物的情况发生。在刚刚到达多米尼克不久，就有我国建筑工人来到驻地就诊，咨询眼外伤的情况。其中，一名同胞因角膜异物疼痛了整整 3 天才来就诊，由于角膜异物及锈斑浸润较深，黄创新根据他的情况，分次剔除异物及清除锈斑，彻底解决了他的痛苦。让同胞在异国他乡碰到眼科问题时，能及时得到专业救治，也是援外医疗队的使命之一。

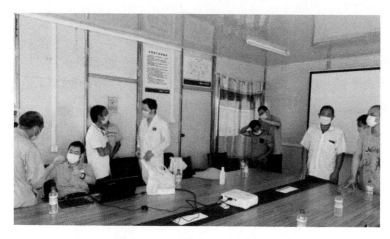

中国医疗队向中资企业提供义诊

有些同胞还会通过微信或电话向黄创新等医疗队队员咨询。根据他们的情况，医疗队有重点地帮他们分析情况，解决问题，尽可能地提供医疗服务。

黄创新在多米尼克3个多月时，他满怀热忱地写下心得："多米尼克，我们来了，让我们一起把健康工作做好！我们一定不负初心，牢记使命，在习近平总书记人类卫生健康共同体理念的指导下，为中多友谊事业添砖加瓦，奉献自己的一份力量。"

（素材提供：邰梦云　唐艳丽）

韩金利：把爱带到加勒比海

2020 年 9 月，中山大学孙逸仙纪念医院泌尿外科专家韩金利接过中国第三批援助多米尼克医疗队的旗帜，成为一名光荣的援外医疗队员，远赴东加勒比海岸的遥远国度，开始为期 1 年的援外工作。在新冠疫情期间驻点国外，韩金利坦言："这是新环境、新岗位和新困难构成的'三新'挑战。"

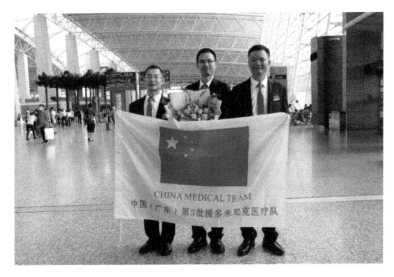

韩金利医生（左一）启程援助多米尼克

与世界共享"中国智慧"

在中国驻多大使馆领导和多米尼克当地卫生部及中多友谊医院院方的协助下，韩金利和其他第三批医疗队队员克服语言、气候、生活等诸多困难，顺利入驻中多友谊医院，满腔热忱地投入到医疗服务工作中。

2020 年的新冠疫情席卷全球，韩金利所在的第三批医疗队抵达后，对多米尼克国内的疫情暴发情况做了全面分析。除了一些输入性病例外，国内也时有社区接触感染者，并且基本上每周都有新发病例，当时累计已有 117 例病例，仍有确诊病例 11 例，无死亡病例。考虑到北美洲、南美洲仍有许多国家处于疫情持续高发状态，处于美洲中心地带的多米尼克，其新冠疫情防控压力可想而知。

在这样的情况下，韩金利和队员们配合中国使馆及当地医护人员，在中多友谊医院完善疫情防控制度，指导临床救治工作。此外，他们还为当地医护制作了一份易懂的防护手册，用问答形式普及日常防护知识，并组织捐赠了一批呼吸机、制氧机、防护面屏等防疫物资。疫情期间，韩金利总是反复向医院同事强调，接触门诊和病房患者都要严格按照防护要求做好防护，尽量避免感染。新冠疫情时期，他们在地球的另一边持续贡献"中国智慧"。

为感谢他们的付出，中国驻多米尼克大使馆撰写了一封致广东省卫健委及中山大学的感谢信。信中高度赞扬医疗队队员在援多米尼克医疗服务工作中做出的杰出贡献，他们以推动构建"卫生命运共同体"为己任，坚守"不忘初心、牢记使命"的宗旨，为促进中国和多米尼克友好关系的稳定发展做出了积极贡献。

泌尿外科的"顶梁柱"

在积极参与多米尼克疫情防控工作的同时，韩金利也发挥专业所长，积极帮助泌尿外科微创技术在多米尼克生根发芽。

他说："中多友谊医院是多米尼克唯一的综合医院，目前外科病房共有10余张床位，第一批中国医疗队到来后才有专门的泌尿外科医生，目前科内也仅有我和 Jacob 医生两位专科医生。由于床位和人员限制，目前当地泌尿外科患者的及时诊治还是比较困难。改善如今院内的泌尿外科诊疗习惯，帮助更多患者解决病痛，也是我本次的重点任务之一。"

韩金利作为医疗队内唯一的泌尿外科医生，工作量极大。多米尼克男性前列腺疾病高发，且国内没有普及前列腺癌的相关筛查检查，多数患者发现时已是晚期，失去了早期根治的机会。即便是愿意开展手术，院内手术床位也十分有限，很多患者得不到及时治疗，只能通过定期更换尿管和药物对症治疗，部分患者已经等待了数年。

刚开设门诊时，一位 73 岁、留着尿管的老人引起了韩金利的注意。向 Jacob 医生了解后他才知道，患者 Conrad 因巨大前列腺增生导致尿潴留，但是由于治疗前列腺肥大的手术难度高、风险大，没有医生敢为其进行手术，因此只能留置导尿管解决他的基本需求，这已经是他使用尿管的第四个年头。本次听说有中国泌尿外科的医生来援助多米尼克，他慕名找到韩金利，希望他能帮忙解决自己的烦恼。评估患者的病情后，韩金利利用现有设备条件，为患者进行了开放性耻骨上经膀胱前列腺摘除术，术中摘除的巨大前列腺增生组织达 220 克。围手术期贯彻应用最新的加速康复外科理念，促进患者快速恢复到正常的日常生活状态。患者术后无明显疼痛和不良反应，并在

1 周后顺利拔除了跟随他 4 年的尿管，成功实现自主排尿，无尿失禁情况发生。韩金利查房时，Jacob 竖着大拇指不住的夸赞道："中国医生，真棒！"

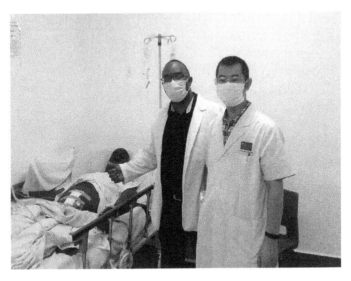

韩金利医生、Jacob 医生与患者

泌尿技术革新的开创者

在这样一个设备不足、人员缺乏的条件下，如何在保证完成繁重的手术量的同时提高手术质量，也成了韩金利当时最重要的任务之一。在多米尼克，开放性手术还是当地医生较为常用的手术方法。为了提升手术质量，帮助更多患者解决痛苦，韩金利与当地医生积极沟通，探索复杂手术和微创技术推广落地的方案。

在讨论患者治疗方案时，韩金利参照泌尿外科疾病治疗指南积极推荐的微创手术理念，向当地医师赠送了最新电子版 Hinman 手术图谱，并为他们详细讲解了手术重点步骤。此外，韩金利还通过播放自己以前在国内的手术录像进行示教，结合线上资源和当地医师一起学习国外的先进微创技术。在韩金利手把手的带教下，当地医生对微创手术产生了浓厚的兴趣。韩金利还指导他们进行腹腔镜基本技能训练，为独立开展微创手术奠定基础。

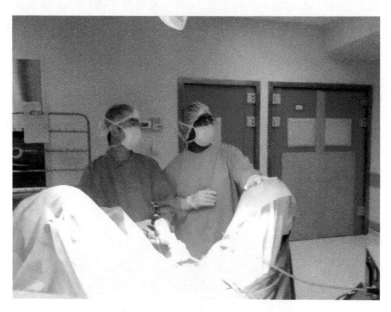

韩金利医生带领当地医生开展微创手术

由于院内手术排班规则，泌尿外科每 2 周才能迎来 1 天的手术日。在有限的条件下，韩金利除了完成膀胱穿刺造瘘、经皮肾穿刺造瘘和清除缝合等相对简单、基础的手术操作，还带领当地医生逐步开展复杂、高风险的开放手术和内镜手术。在此期间，他们先后开展了尿道狭窄腔内切开扩张术、经尿道内镜碎石等手术，即将开展经尿道前列腺等离子剜除术、经皮肾镜碎石取石术、腹腔镜 UPJO 成形术、前列腺癌根治术等高难度微创手术。一位 71 岁的前列腺增生合并膀胱结石、留置尿管 3 年多的患者接受了膀胱镜下气压弹道碎石术，他们成功将其体内长约 3 厘米的结石完全清除，帮助患者顺利恢复自主排尿。

韩金利还与队友们一同开展了多次对当地中资机构的健康讲座，为他们进行疫情防控知识宣传、健康宣教和义诊活动。这一行为也得到了当地中资机构的热烈欢迎以及我国驻多米尼克使馆经济商务处的充分肯定。

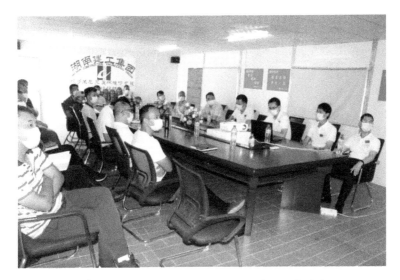

韩金利医生及队友为中资机构开展首场义诊活动

　　韩金利全身心的投入，用精湛的医术、高尚的医德、无私的奉献，竭诚为当地百姓提供医疗服务，赢得了大使馆及当地民众的高度赞誉，为国家整体外交做出了积极贡献。

　　"我想向院长申请安排更多的手术日及更多的泌尿外科专职医生，留下'能看病、看好病'的泌尿外科人才，才能真真正正地惠及当地的百姓。"韩金利笑道，"我们每一名援外医疗队员都是一座桥，这座桥承载着国家荣誉和责任，也源源不断地将中国智慧传递至世界上每一个地方，这也是我们努力的意义所在。"

（素材提供：林伟吟）

第四批援多米尼克中国医疗队事迹

第四批医疗队由4位专家组成，分别是中山大学附属第三医院泌尿外科张浩、附属第一医院心内科吴德熙（留任）、中山眼科中心段芳和肿瘤防治中心李巧巧。

2021年9月28日，第四批援多米尼克中国医疗队在德尔塔变异新冠病毒肆虐全球并在多米尼克大暴发的时刻逆行出征。张浩、李巧巧、段芳三位专家从深圳蛇口轮船出关，经过香港国际机场的转机，途经曼谷和阿姆斯特丹，最终抵达荷属圣马丁群岛。然后，他们乘坐7座小商务机，历经30多个小时的飞行，终于来到了位于地球另一边的多米尼克，与留任当地的吴德熙医生汇合。2021年10月5日，第四批医疗队与第三批医疗队完成了"压茬交接"。

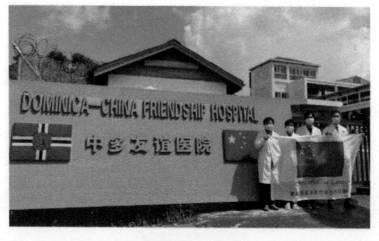

第四批医疗队队员合照

张浩：在万里之外创造多个"第一"

2022年10月25日，第四批中国（广东）援多米尼克医疗队队长、中山大学附属第三医院泌尿外科专家张浩结束了为期1年的援多米尼克任务，在跨越了大半个地球后，回到了家乡广州。

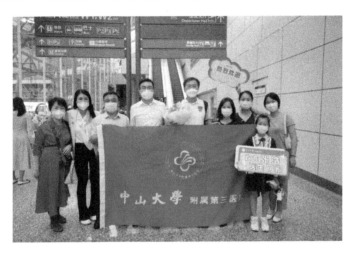

张浩医生结束援外任务，平安返回广州

完成门诊600人次，急会诊143人次，手术42台……在援助多米尼克期间，张浩带领团队克服困难，在当地不仅开展了多项"第一例"手术，还在临床工作中帮助当地医院推进相关学科建设，同时积极参与多米尼克的防疫抗疫工作等，收获了中国驻多米尼克大使馆以及当地政府、医院和民众的满满赞誉。

代表的不只是自己，更是祖国的形象

2018—2022年，国家卫健委和广东省卫健委委托中山大学组建了多批中国（广东）援多米尼克医疗队。

2021年5月，张浩自愿报名申请加入第四批援多米尼克医疗队，他顺利通过国内、国外2轮面试并当选为医疗队队长。2021年9月28日，张浩带领医疗队在德尔塔变异新冠病毒肆虐全球并在多米尼克暴发的时刻逆行出征。

身在国外，作为中国人，张浩拥有了更加强烈的自豪感。他时刻以一名共产党员的标准严格要求自己。虽然医疗队只有他一名党员，但党建工作从未松懈，他按时参加支部活动和使馆组织的各中资机构党支部党建经验交流活动，并及时向医疗队传达学习内容。

　　被问及一年多的时间在异国他乡开展医疗援助工作经历时，张浩激动地表示，援外医疗队作为"白衣外交官"，这一特殊身份让他拥有了更强烈的使命感和责任感。他表示："我也会有思乡之情，也会对疫情有恐惧，但每每想到自己的身份，就觉得再大的困难都能克服。"

开展多个第一例，填补当地空白

　　初到多米尼克，对张浩来说最大的挑战在于当地技术水平低、设备严重不足，"我们在多米尼克首都罗索的中多友谊医院工作，但医疗条件极其受限，对于一些泌尿外科常见病，患者都需要飞到邻近国家甚至远赴欧美就医"。

　　在多米尼克，手术处理最多的病种是前列腺增生，一般重量小于 100 克的前列腺使用经尿道前列腺剜除手术可以顺利解决，但如果重量超过 100 克，受限于当地的医疗条件，会给患者安全带来一定风险。

　　在张浩印象中，曾有一名 69 岁前列腺增生患者来到门诊，张浩看了他的 B 超报告，前列腺重量达到了惊人的 235 克。"正常的前列腺才 15 ～ 20 克，这名患者的前列腺已经超过 10 倍。"张浩说。仔细研究病历资料后，他为患者实施了手术，手术主要过程只用了 1 个小时，且无须输血。术后 2 周，患者返回门诊复诊，他说小便像年轻时候一样顺畅，并对着这名来自中国的医生连说了好多声"Thank you"。

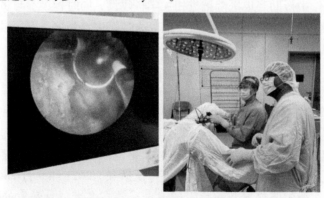

张浩医生完成多米尼克首例大体积经尿道前列腺剜除术

　　国虽有界，医者无疆。张浩用实际行动对"医者仁心"做了跨越国界的注解，树立起了中国医生的良好形象。在多米尼克援助期间，张浩发挥自己英语能力强、多年教学带教的优势，手把手向当地医生传授各类泌尿外科常见微创手术技巧，先后完成了多米尼克最大体积前列腺摘除术、多米尼克第一例经尿道前列腺剜除手术；抢救了 2 名因外伤造成泌尿系统器官损伤的当地患者；抢救了 1 名因肾结石引起的感染性休克的患者；为多名因宫颈癌引起的恶性输尿管梗阻患者成功放置了输尿管支架管，使其肾功能好转，可以进行后续抗肿瘤治疗。

异国他乡为同胞服务，支援华人华侨战疫

　　张浩带领医疗队援多米尼克期间，当地先后暴发德尔塔变异毒株和奥密克戎变异毒株新冠疫情，医疗队面临重大的防疫挑战。医疗队所在的中多友谊医院从 2022 年起开始收治新冠患者，张浩也参与了隔离病区泌尿专科患者的诊治工作。在援助多米尼克抗疫的过程中，张浩始终按国内防疫要求严格执行医疗工作，确保最大程度地降低在医疗工作中感染新冠的风险，做到了医疗队全员"零感染"。

　　此外，张浩还组织队员为中资机构和当地华人华侨等提供医疗咨询、防疫科普、疫苗接种及心理疏导等服务，稳定大家情绪，做好科学防护。在使馆的组织下，他带领医疗队为当地华人华侨注射第三针新冠疫苗加强针，开展义诊活动。

　　中土集团的小王（化名），既往就因为输尿管结石做过手术，近几日突发肾绞痛，张浩使用医疗队的移动 B 超发现其有肾积水，不过并不严重，结石已经排至输尿管下段。张浩告诉小王这种情况有 90% 的概率可以排出结石，不用手术，并给予饮食饮水指导，以及一些扩张输尿管和止痛的药物，后来小王的肾绞痛消失了。小王高兴地说，在异国他乡得到中国医生的诊治，亲切又温暖。

　　"一个外科医生最大的成就感莫过于能用自己的技术让患者恢复健康并过上正常的生活。"张浩表示，"尤其是在援外医疗过程中，我代表的不只是自己，更是祖国的形象，真心为能帮到患者而感到高兴，更为自己能作为中国医生完成好援外医疗的答卷而感到自豪。"

（素材提供：周晋安）

李巧巧："qq 医生"在多米尼克的援助故事，想听听吗？

2021 年 9 月 27 日，中山大学肿瘤防治中心派出专家李巧巧，赴多米尼克的中多友谊医院开展医疗工作。平时，大家喜欢喊她"qq 医生"，因为她叫李巧巧。让我们连线李巧巧医生，听听她的援外故事吧。

多米尼克是中美洲加勒比海地区国家，人口仅 7.2 万，风景秀丽，经济主要依靠旅游业。2021 年 9 月底，李巧巧和第四批医疗队队员抵达多米尼克，正值当地德尔塔变异新冠病毒感染高峰刚过，中多友谊医院刚开始恢复限量门诊和手术。

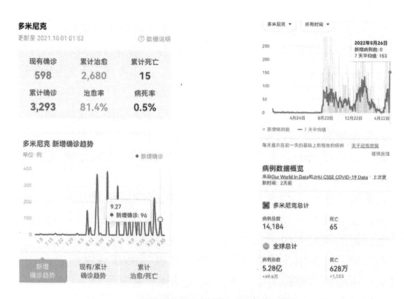

医疗队到达多尼米克时的疫情状况

当时多米尼克医院的防疫措施主要包括：戴口罩，门诊患者和陪同家属须持 48 小时内新冠抗原检测阴性结果，住院和急诊患者须持 24 小时内抗原检测阴性结果，医护人员每个月进行 1 次新冠抗原检测。

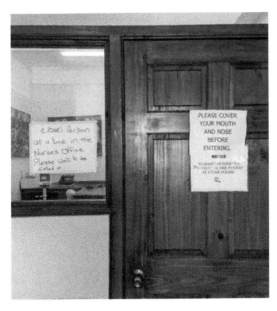

肿瘤科门口张贴的就诊温馨提示

医疗队第一天到医院时，带领参观的护士第二天报告了新冠阳性，全队成了密接和次密接（多米尼克没有"次密接"这个说法）人员。新冠疫情在援助伊始就给了医疗队"下马威"，预告了第四批医疗队在疫情下开展医疗工作的常态。

为了避免感染，所有队员坚持在院工作期间不摘口罩、不喝水、不进食，注意手卫生。从此，他们在多米尼克开始了没有午餐的工作日。

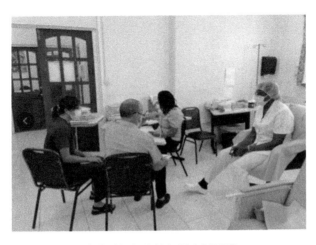

肿瘤科例行医护每周病例回顾

中多友谊医院的肿瘤门诊不大，但却是全岛唯一治疗肿瘤的地方。从德尔塔到奥密克戎，新冠疫情一直环绕在每个人周围。预约的患者失约，症状治疗中的患者去世了，患者突然出现气促症状或者肺部啰音……

李巧巧也已经从刚来时听闻一起工作的护士确诊新冠而不自觉的紧张，磨炼到后来发现体检患者核酸阳性而面不改色。但是当时新冠疫情形势仍然十分严峻，每周病例回顾时仍能听到患者可能因感染新冠离世的消息，院内医护人员也不时有人感染。面对各种情况，李巧巧和同事们第一时间克服新冠疫情的影响，为疫情下的多米尼克带去健康与希望。

克服困难，化身全科医生

当地医院的另一个特点就是资源匮乏。肿瘤医生需要了解患者的症状和体征变化，"How are you? Good?"是李巧巧工作中每天最常问的话，与国内患者不同的是，多米尼克的患者经常不愿意接受病情进展的问诊，即便出现明显的乏力、体重下降，回答仍然是"Good！"

简单的观察和体检非常重要。"在肿瘤防治中心时，工作中的定期培训和'三基'考核让我对患者的判断从容自信，加上对影像学的熟悉，我已经成了这里肿瘤科的看片专家。"李巧巧说。

在多米尼克，医疗队还需要服务中资机构，主要是建筑工程队和农业支援组。他们大多不会外语，医疗队的中国医生就是他们最大的依靠。

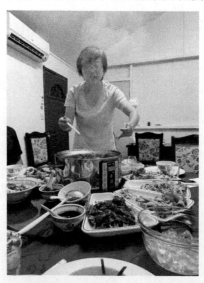

李巧巧医生在中资机构和大家一起吃年夜饭

　　工人们面临的最大考验也是新冠疫情，他们与当地工人一起工作，没感染的担心感染，感染了的担心重症，感染过了的担心后遗症。作为医疗队的防疫员，李巧巧定期在微信群中，向在多米尼克的中国同胞定期发布防疫相关消息。在使馆组织下，医疗队帮助中国同胞进行了新冠疫苗加强针的接种，让大家对抗击新冠疫情更有信心。

　　由于新冠疫情，有人已经2～3年没回国了。医疗队会定期到各个工地进行义诊，为工人们进行简单体检，提供必要的药物治疗和心理疏导。李巧巧笑道："我这个肿瘤医生重拾基本功，当起了普通内科医生。"

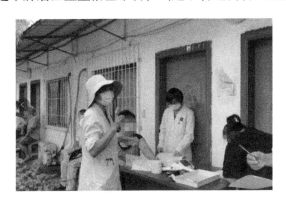

李巧巧医生为工人们注射新冠疫苗加强针

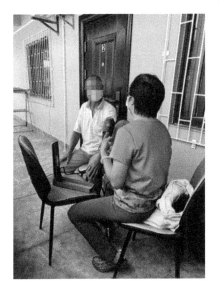

李巧巧医生在公寓走廊进行问诊

李巧巧和其他队员们还会服务在多米尼克工作生活的华人华侨。虽然多米尼克与中国距离遥远，但是 20 年前就开始有中国人在此经商，华人商店随处可见。华人在海外最担心的就是健康问题，加上医院里很多是讲西班牙语的古巴医生，就医交流困难，医疗队就是他们身边的专科咨询站。李巧巧说："这时我不仅是肿瘤医生、内科医生，还需要是皮肤科医生、耳鼻喉科医生、风湿科医生、康复科医生。"

有些国内的小问题，在多米尼克却是大困难。有位华人脸上有一个小血管瘤，在国内激光治疗既快又好，但多米尼克却没有相关的设备，最后用消毒钳局部灼烧也获得了很好的止血效果。

通过国内"大后方"的支援，李巧巧和医疗队的同事们为华人提供各类医疗咨询和简单治疗，不能在岛内解决的问题，就会联系加勒比地区其他医疗队或者提供国内就医指引。

多米尼克的"白衣外交官"

在多米尼克，中国医疗队还是"白衣外交官"，他们带着中国的友谊和技术，填补当地医疗空缺，解决医疗问题。医疗队配备常用药物，在多米尼克进行流行病科普。在中国医生到达多米尼克后，中多友谊医院肿瘤科也逐步形成了稳定的肿瘤治疗体系，共同守护多米尼克中资机构和华人华侨的生命健康，让他们安心生活，顺利工作。

"作为医疗队医生，我既是执行者也是受益人，我会和医疗队的同事们顺利完成任务，为构建人类卫生健康共同体贡献'中肿'力量！"李巧巧如是说。

（素材提供：李巧巧）

吴德熙：援外 1215 天，救治 5000 位患者，他在多米尼克写下多个"第一"

"相知者，不以万里为远"，对于中山大学附属第一医院心血管内科的专家吴德熙而言，过去 3 年，他在距离中国 1.5 万公里的多米尼克援外医疗中，极好地践行了这句话。

一别 3 年，远渡重洋，他在多米尼克用精湛技术为患者祛除病痛。不畏艰苦，救死扶伤，他在援外医疗中倾情奉献，架起中多友谊桥梁。

2022 年 10 月 25 日，吴德熙结束了 3 年多的援外任务，平安返回广州。

自从 2019 年 6 月踏上这座加勒比海岛屿以来，由于工作能力突出，吴德熙每逢归期都被多米尼克卫生部和中多友谊医院真诚挽留，成了队史上和广东省派出的中国援外医疗队员中在外工作时间最长的一位。在 1215 天的援外日子里，吴德熙收治了无数病患，其高超的医术和高尚的医德在多米尼克有口皆碑。

面对多米尼克政府、同行、民众和侨胞的高度信任和广泛赞誉，吴德熙总是谦逊地表示，自己只是践行了"不畏艰苦、甘于奉献、救死扶伤、大爱无疆"的援外医疗队精神，为加深中多友谊贡献了一己之力。

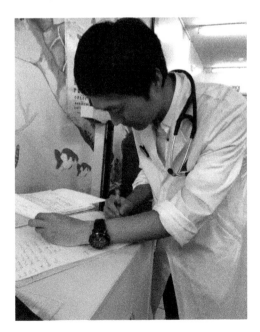

吴德熙医生躬身为多米尼克患者书写病历

在多米尼克首创多项新技术，写下多个"第一"

援多3年，吴德熙开展了多项"多米尼克首例"，如首例临时起搏器植入术、首例选择性电复律治疗等。

2021年5月7日下午，吴德熙接到中多友谊医院的急诊电话，有一名73岁的当地女性患者因心率只有22次/分，请求心内科医生紧急会诊。他查看患者后，发现该患者1天前开始出现胸痛、头晕伴气促，心电图提示为三度房室传导阻滞，初步诊断为急性心肌梗死。当时，由于医院没有异丙肾上腺素，起搏器植入术是唯一能挽救患者生命的治疗方法。在医疗条件非常有限的情况下，吴德熙成功地进行了多米尼克历史上的首例临时起搏器植入术。术后患者病情稳定，多米尼克主流媒体多米尼克新闻网、EMO新闻、多米尼克日报、多米尼克广播公司等都对这个病例进行了广泛的报道，该手术也得到了医院和多卫生部的高度称赞。

2022年5月13日，中多友谊医院内科病房一名63岁男性患者的心电图提示，此患者为快速心室率的心房扑动，虽经药物治疗但仍无法恢复窦性心律。吴德熙全面评估、充分准备后，给予患者镇静，并一次性给予100焦耳同步电复律，使患者成功恢复为窦性心律，得以顺利出院。这也是多米尼克开展的首例选择性电复律治疗。

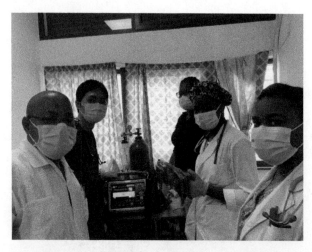

吴德熙医生在多米尼克开展首例选择性电复律治疗

此外，吴德熙积极与国内联系，在国家、广东省卫健委的支持下，向当地捐赠了心血管专科急需的相关医疗设备和材料，包括动态心电图仪、动态血压监测仪、临时起搏器等。借助新设备，他在当地成功开展了多米尼克第一例动态心电图监测和第一例动态血压监测，并且制定了急性 ST 段抬高型心肌梗死溶栓的标准抢救流程，这些工作大大提高了多米尼克心血管疾病的诊治水平，改善了当地人民的就医条件。

创立多米尼克历史上首个心血管专科，精心培养当地心血管专业人才

多米尼克心血管疾病多发，但一直没有心血管专科，在吴德熙与当地医务人员的精心筹备下，2021 年 5 月 21 日，多米尼克首个心血管内科挂牌启动仪式在中多友谊医院举行。

多米尼克总理罗斯福·斯凯里特在其个人社交媒体上表示："我们向着建立设备齐全的心内科迈出重要一步。"

多米尼克卫生部部长欧文·麦金泰尔兴奋地说："这是多米尼克医疗领域的一个里程碑，中多两国心内科专家积极主动、尽心敬业的精神将永远被铭记。"

吴德熙表示："授人以鱼不如授人以渔。当地心血管专科医生的培养也是我的重点工作之一。"他深知，要为多米尼克留下一支"带不走的医疗队"。因此，从古巴学习回国的当地医生安德鲁，成了他培养的重点对象。在日常的医疗救治中，吴德熙带她一起查看和抢救疑难危重患者，给她讲解复杂心电图和规范的诊疗理念，一同开展了多项新技术。经过吴德熙的言传身授，安德鲁医生已成为当地心血管领域的专业人才。同时，吴德熙也被诸圣医科大学聘为心血管专科导师，负责该校 11 名医学生临床见习的带教工作。在中多友谊医院，他已举办了 3 场心血管专题讲座，累计为 30 余名医务人员传授专科知识，帮助他们提升医疗诊治水平。

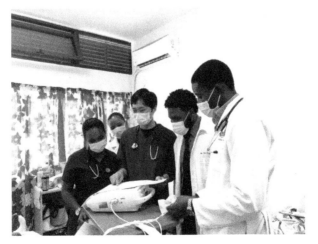

吴德熙医生带领住院医生为患者进行床边查房

多米尼克抗击新冠疫情的"最美逆行者"

2020 年，新冠疫情暴发之初，吴德熙将中山大学附属第一医院专门制作的英文版 COVID-19 防治方案和个人防护设备（PPE）培训视频送给多米尼克总理和卫生部部长，向他们积极推荐中国抗疫经验与方案，并代表中国医疗队参加 3 次由多米尼克总理主持、内阁所有成员参加的疫情应对特别工作会议。会上，吴德熙提出的建立发热门诊和绿色通道、加大住院患者筛查等建议均被采纳。2020 年和 2021 年秋，医疗队轮换之际也正是多米尼克疫情防控最为吃紧之时。在多方挽留下，吴德熙 2 次延期回国，留队工作，毅然成为一名"最美逆行者"，每天坚持战斗在"最危险的地方"，成功抢救多例危重患者。

此后的"春苗行动"中，他先后与第三批、第四批援多米尼克医疗队队员一起第一时间为中国侨胞和中资机构人员接种首剂疫苗和加强针，给广大在多米尼克中国公民吃了"定心丸"。

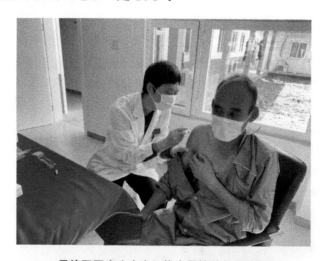

吴德熙医生为中资机构人员接种新冠疫苗

2022 年，他又配合中国驻多米尼克使馆将接种人员信息录入多米尼克卫生系统，为在多米尼克人员回国提供有效凭证，扫除了旅途障碍。

推动中多心血管影像中心建设

援多奋战 3 年多后，吴德熙结合工作心得和当地心血管学科发展的需要，在与多米尼克卫生部部长麦金泰尔和中多友谊医院首席执行官詹姆士等人进行深入沟通交流后，提出了建设"中多心血管影像中心及远程医学中心"的设想，项目计划由中山大学附属第一医院对中多友谊医院开展为期3年的对口帮扶，通过设备捐赠、组织多方人员来华培训、国内专家赴多米尼克指导、线上线下持续开展学术交流等形式，完善和升级多方心血管影像学科的软硬件水平，并将在多米尼克开展首例新生儿先天性心脏病筛查、首例心脏食道超声检查、首例斑点追踪技术应用、首例心脏核磁共振检查等并推广应用，大力提升多米尼克的心血管疾病诊治水平和民众福祉。

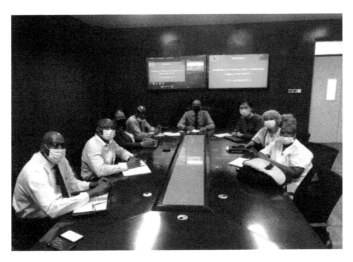

吴德熙医生与多米尼克卫生部部长等管理人员讨论对口医院合作项目

注：2023年7月，在我国外交部、国家卫健委的大力支持下，该项目已通过评审立项，建成落地，正式启动。该中心的建成能够提升中多友谊医院的医疗服务水平，并建立一支有过硬能力的医生队伍。中多心血管影像学中心和远程医学中心将通过加强基础设施建设、人员培训、学术交流等方式，推动多米尼克心血管专科诊治水平迈入新阶段。这是中国和多米尼克之间医疗合作的又一里程碑。

（素材提供：彭福祥）

段芳：为多米尼克眼科发展添砖加瓦的援外专家

2021年9月28日，中山大学中山眼科中心眼外伤科专家段芳作为第四批中国援多米尼克医疗队成员，跨越近半个地球的距离，远赴加勒比海沿岸国度执行援外任务。这是中山眼科中心连续第四年选派医生远赴多米尼克开展援外医疗工作。

2022年10月25日，段芳医生结束了为期1年的援多米尼克任务，回到了广州。

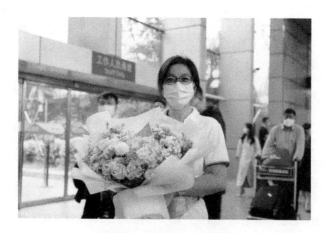

段芳医生结束援外任务归国

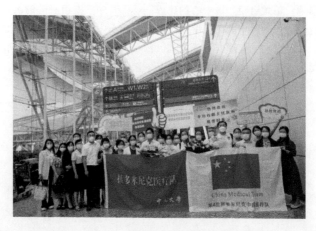

广东省卫健委、中山大学，以及中山眼科中心等多家附属医院前往机场为医疗队接机

援多期间，段芳与团队克服困难，不仅在当地开展了多项"第一例"眼科手术，接诊门诊病例近 3000 人次，完成眼科手术近 100 台……还帮助当地医院推进学科建设、人才培养、疫情防控等工作，受到中国驻多米尼克大使馆、当地政府、医院和民众赞誉。

不惧疫情，坚守临床一线

段芳回忆，初到多米尼克之时，因为疫情，眼科开诊过程也是颇为坎坷。她刚报到第一天就因为眼科一名护士新冠抗原检测阳性，关闭眼科门诊 1 周。之后的 1 个月，当地原有的眼科医生全部休假，她一个人迅速熟悉当地工作环境，并独自承担眼科门诊和手术以及所有眼科急诊工作。在之后的工作中，眼科门诊的验光师和护士先后多人感染新冠肺炎，令大家精神高度紧张，经常有工作人员因为身体不适而暂停工作。段芳顶着压力和风险，坚持每天做足防护，戴口罩，勤洗手，丝毫不敢松懈，小心翼翼又义无反顾地在当地卫生工作一线默默地为患者提供高质量的眼科诊疗服务。由于医护人员紧缺，她一个人常常身兼多职，许多在国内由护士完成或协助的工作，如测眼压、测视力、做 B 超检查等，都需要亲力亲为。

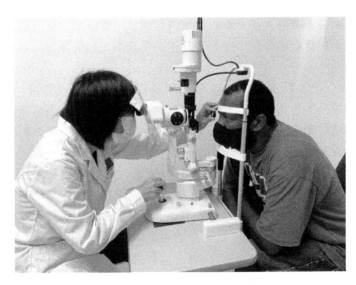

段芳医生开展日常门诊，为当地患者做眼部检查

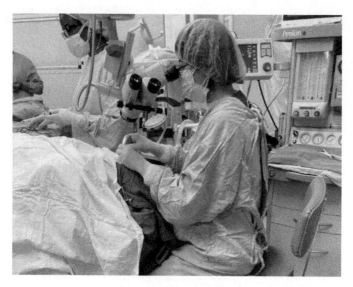

段芳医生为当地患者做手术

全力为患者解决眼疾，推动成立眼科中心

当地医疗资源有限，加上新冠疫情的影响，尽管医生们努力地看门诊和安排手术，但仍然有不少白内障患者处于手动甚至光感的视力，一直在等待被救治。

"我多看一会，就多一位患者早日摆脱眼疾痛苦。"段芳说。在国外，段芳等中国援外医生始终坚持着中国医生的道德准则和从业规范，在严格遵守当地疫情防控要求的情况下，尽可能多地为当地患者提供高质量的眼科诊疗，经常看诊到下午两三点才能吃上午饭。

身为医生，最大的幸福莫过于通过自己的技术让患者重见光明。段芳回忆，有一位双眼只有光感视力的老人，由于各种原因之前一直没有安排到手术，她接诊后赶紧加急为她安排了手术。术后第二天，患者拉着段芳医生的手激动地说："我可以看见了，我可以看见了！中国医生，了不起！""能为患者带来光明，一切的努力都是值得的。"段芳坚定地说。如同中国援外医疗队队员常说的那样，援外医疗，就是要救死扶伤，传播光明，把中国先进的技术和理念带给他们以提升受援国的医疗水平，把中国医生的形象展示给世人。

2022年5月12日，在国家的支持以及历届援多眼科医生的推动下，中多友谊医院成立了眼科中心，眼科终于迎来了自己独立的手术室。眼科也由原来每周 1 次手术，变为现在的每周 3 次手术，大大缩短了患者等待手术的时间。段芳也是第一位在新手术室做手术的医生。

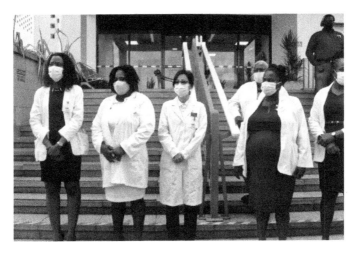

2022 年 5 月 12 日，中多友谊医院眼科中心成立

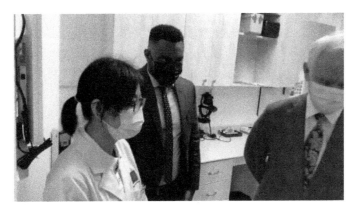

中多友谊医院眼科中心成立，段芳医生为来访者介绍诊室

完成当地首例人工晶体缝攀固定术，为当地留下中国技术、中国经验

由于白内障患者等待手术时间长，其中不乏过熟期白内障、晶体悬韧带松弛的患者。让段芳印象最为深刻的是一例白内障术后的患者。该患者在术后 1 个月左右不幸发生眼部外伤，导致人工晶体半脱位，引起了严重的复视，患者因此非常痛苦。段芳在详细检查后，为患者行人工晶体双攀固定术，成功解决患者复视的问题，这也是多米尼克的首例人工晶体双攀固定

术。当地的年轻医生和护士直呼："从未见过这样的手术技巧，太神奇了!"

中多友谊医院是当地唯一进行住院医师规范化培训的机构，因此，段芳在完成门诊和手术示教的同时，还需要负责当地医院住院医生规范化培训的眼科带教。"能将我在中山大学中山眼科中心学习积累的各种先进的眼科技术、眼科治疗理念传递给当地的眼科医护人员，提高当地的眼科诊疗水平，我既感到自豪，也觉得特别有意义。"在提供医疗援助的 1 年时间里，段芳共完成了对 5 名住院医师的培训，他们都感慨中国医生可以把常见病从发病机制到最新治疗进展讲得这么全面，很易于理解。其中一名医生在结束规培后，就去当地社区做了全科医生，"她工作中遇到眼科问题，还会十分兴奋地打电话告诉我说之前学到的眼科知识现在真正发挥了作用。"段芳高兴地说。

服务海外同胞也是我们的使命之一

在满足当地患者的眼科诊疗需求和带教工作之外，中国医疗队同时还要承担我国驻多米尼克各级工作人员、华人华侨等同胞的健康保健工作。而在平时门诊中，段芳也会为我国同胞加急处理各种紧急的眼健康问题。由于中国在多米尼克务工的建筑工人比较多，因此经常有眼外伤或角膜异物情况发生。段芳会在第一时间为他们提供治疗。段芳说："让在异国他乡的同胞们碰到眼科问题时，能及时得到专业救治，也是援外医疗队的使命之一。"

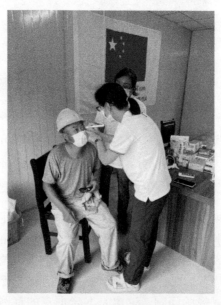

段芳医生为在多米尼克务工的中国建筑工人做眼部检查

段芳随医疗队至中资企业义诊，发现陈旧性角膜异物

归国后，段芳笑言："在多米尼克中多友谊医院，我度过了难忘的一年。这一年，我一方面解决当地群众的眼科疾患，为我国海外同胞的健康保驾护航，另一方面在工作中逐渐将各种先进的眼科技术、眼科理念传递给当地的眼科医护人员。我很荣幸有这样的援外机会，作为中国医生，为多米尼克的眼科事业贡献自己的一份微薄之力！"

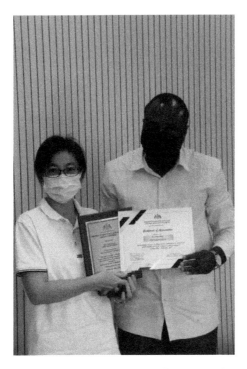

多米尼克卫生部秘书 Edwards 为段芳医生颁发嘉奖证书

2022 年 10 月 25 日，第四批援外医疗队圆满完成工作任务，平安返回广州。回顾过去的一年，医疗队取得了丰硕的成果。执行任务期间，医疗队在当地医院接诊门急诊 4051 人次，住院 362 人次，手术 104 台，抢救 62 人次，带教当地医生 67 人次。

至此，中山大学圆满完成了国家援外任务，模范践行援外医疗队的精神，不畏艰苦、甘于奉献、救死扶伤、大爱无疆。

中山大学医疗援助多米尼克纪实

第四批援多米尼克中国医疗队获国家卫生健康委通报表扬

（素材提供：邰梦云　唐艳丽）

104

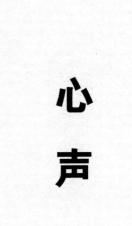

心声

援多米尼克专家访谈实录

受访者：第一至第四批中国援多米尼克医疗队队员
采访者：中山大学学生编写团队

1. 请问您果断选择援外的原因是什么？

林茂：响应国家援外医疗工作号召，发扬"不远万里"的人道主义精神。

曹乾忠：参加援外工作是国家需要，也是医院工作的需要。对我而言，援外工作非常有价值有意义。

王凤华：祖国的使命，医者的责任，人类的情怀，传递医者大爱，兼济天下。

方友强：首先这是一项国家任务，任务派到广东，派到中大，派到（中山）三院泌尿外科。作为国家临床重点专科，能有幸接手服务国家战略任务是件无比光荣的事，作为中大人能走出国门，到美洲行医，这本身也是件很自豪的事，因此我当时毫不犹豫地就报名参加了。

吴德熙：世界那么大，有机会要出去看看，对个人的成长有帮助。

刘斌：我从一毕业就来到中山大学中山眼科中心，在防盲办的老师们的带领下从事基层防盲工作。在 20 多年的工作中，一位老人家说的一句话深深地刻在我脑海里："我宁愿聋了也不愿瞎了"。那一刻我就觉得我应该去帮助更多的眼疾患者，特别是医疗不发达地区的患者。2015 年，我受派到非洲加纳进行为期 3 周的防盲活动；2016—2018 年，我又多次受派到南太平洋岛国进行短期的防盲活动。在这些国家我看到了更多因为没有及时接受手术而致盲的患者，而没能及时手术是因为这些国家缺乏可以进行手术的成熟的医生。但这些活动都是短期的，我们能帮助的患者有限。那时我就想，如果有机会我一定要参加长期的医疗援外工作，帮助更多的患者，培养当地的医生。

甄子俊：我选择援助海外主要有三个原因。首先，作为一名医生，我坚信我们的职责不仅仅局限于我们自己的社区或国家。我认为，医学的使命应该是为全人类服务，无论他们身在何处。多米尼克的人们在医疗资源方面存在巨大的需求，我有能力并且愿意提供帮助。其次，援外的经历对我个人的成长和学习也有很大的帮助。在多米尼克，我遇到了各种我在本国看不到的医疗问题和挑战。这使我不断学习，不断增强自己的专业技能。最后，我认为援外是连接世界、建立理解和友谊的一种方式。通过这种方式，我们可以消除彼此的误解，共同应对全球性的挑战。我非常高兴能有机会参与到这个过程中，这也是我选择援外的原因。

王志强：丰富人生经历，为推动构建人类命运共同体贡献一点力量。

韩金利：说起来我和援外还是有点缘分的。作为科里临床业务骨干，我经常要去援助一些欠发达地区的医疗，也了解那里的居民的就医需求。2014—2015 年，我在平远县人民医院挂职 1 年，也去过云南凤庆和其他一些基层医院帮扶。2017 年下半年要求去援助多米尼克的时候我就想报名参加第一批援外队员，由于时间上和家庭的事务冲突就没成功。当第三批队员要我们科里派出队员时，虽然还在新冠疫情期间，我毫不犹豫地报名并如愿成行。希望用自己掌握的微创技术和加速康复理念服务于多米尼克人民，践行习近平总书记的人类卫生健康共同体的理念。

黄创新：我是一名共产党员，一直在临床一线工作，曾参加过援助四川阆中市人民医院工作。第一、第二批援多米尼克医疗队有我的同学、同事，他们的精神和事迹激励着我。另外，2020 年，中山大学同道参加武汉抗疫的精神鼓励我去做更多奉献。因此，第三批援多米尼克医疗队招募队员时，我就及时向医院提出申请，最终顺利通过考核，成为一名光荣的援外队员。

张浩：援外医疗工作是伟大而光荣的，是习近平总书记提出的构建人类卫生健康共同体的重要组成部分，是为提高我国的国际影响力，展示大国实力的重要窗口。得知能有机会执行这么有意义的事情，我是第一时间报名的。当然，援外医疗会面临很多不确定性以及对英语要求比较高，这些我也充分考虑到了。多年的三甲教学医院的工作经验与扎实的英语功底让我相信能面对这些挑战。

段芳：国家有需要，我自己也觉得援外是一件比较光荣的事。代表中国在国外开展工作的机会非常难得，我全力支持中心的工作，同时也想走出去看看外面的世界。

李巧巧：之前从援外的师姐那里听到很多援外的趣事，一直憧憬援外工作。

2. 在您看来，中山大学援多米尼克医疗队为当地医疗带来了哪些改善？在受援国援助过程中留下了哪些医疗技术和设备？

林茂：援外医疗队在当地提供医疗服务，提升了当地医疗水平。泌尿外科留下了经尿道前列腺电切设备、输尿管镜及碎石设备。

曹乾忠：我们的援外工作一定是带去了最先进的技术。他们当地的白内障手术要排队等候很长的时间（半年以上），而且他们的每次手术量也很少。我们过去后，当地的白内障患者能够得到及时的手术，我们还能处理复杂病例。我去的时候，当地医院的眼科医生已经退休了，多米尼克整个国家没有眼科医生，我去以后这一情况才得以改善。中国还援助了 1 台超声乳化仪。

王凤华：作为肿瘤内科医生，从医生、护理和辅助科室（如病理科）等层面，从规范诊断、规范化治疗、多学科合作等方面推进常见肿瘤的规范化诊治，传递肿瘤诊治进展和肿瘤多学科综合治疗，循序推进肿瘤科的整体学科建设。对国际 NCCN 指南分门别类整理，包括肿瘤分期、常见肿瘤诊治指南、常见并发症诊治指南、终末期患者管理指南和常见肿瘤筛查指南，之后将其打印成册，放在办公室供大家业务学习和临床工作使用。

方友强：我们医疗队为当地带来的主要改善包括解决岛国无专业泌尿外科医生的问题，解决当地群众以往需要出国看疑难泌尿外科疾病的问题，特别是我们对泌尿外科常见多发病规范的诊治，开展的多项微创外科手术，填补了岛国空白，包括该国首例腹腔镜肾癌根治手术、无线超声引导肾穿刺造瘘及相关手术，成功救治 Fournier 坏疽（特发性阴囊坏疽）合并脓毒血症患者。在疫情期间，需定期出国更换支架管的岛内输尿管梗阻患者可直接在本国医院完成更换。我们医疗队留下了 泌尿外科微创手术技术，输尿管镜、经尿道前列腺电切及腹腔镜微创手术技术；设备改善方面，我们医疗队转交了广东省卫健委捐赠的输尿管硬镜、经皮肾穿刺套件、无线超声、输尿管支架管等设备。

吴德熙：中国援多米尼克医疗队在当地救治了很多患者，培训了当地的年轻医生，提高了当地的医疗水平。在多米尼克建立了首个心内科，同时留下了先进的设备，如心电图机、动态血压监测仪、动态心电图监测仪、临时起搏器，还开展了首例临时起搏器植入术、动态血压监测、动态心电图监测、选择性电复律治疗、急性 ST 段抬高型心肌梗死溶栓的抢救流程等。

刘斌：我在援多米尼克期间，对当地的住院医生和眼科专科医生进行了培训，使部分住院医生能对眼科常见病和急诊进行初步的判断和处理，也让当地的眼科专科医生掌握了更适合当地的白内障手术方式——手法小切口白内障手术，同时我们捐赠了手持裂隙灯，可以方便地开展社区巡诊活动。

甄子俊：我们的援助为多米尼克的医疗系统带来了巨大的改善。我们在救治疾病、强化公共卫生、培训当地医护人员等方面做出了很大的贡献。我们对多米尼克的援助，使得更多的当地人能够及时得到有效的医疗服务。同时，我们的存在和（在当地开展的）工作，也让他们更加关注自身的健康，从而提高了整个社区的健康意识。在援助过程中，我们不仅带去了高质量的医疗技术，而且还带去了先进的医疗设备。这些设备极大地提高了当地医疗服务的质量和效率。更重要的是，我们的队伍还向当地医护人员传授了使用这些设备和技术的知识和技能。我们举办了一系列的培训课程，使他们不仅能够使用这些设备，而且能够理解其原理，进行故障诊断和维护。这样，当我们的援助队伍离开之后，他们仍然能够利用这些设备和技术，为当地人提供持续的医疗服务。总的来说，我们的援助不仅带来了短期的改善，也有望带来长远的效益。

王志强：完善了当地紧缺的医学专科体系的建设（心内科、眼科、泌尿外科和肿瘤科等），解决了当地群众看病难的问题。其中，心内科的建设堪称典范。

韩金利：主要在医疗技术和服务理念方面有所改善。作为前英国的殖民地，多米尼克的医疗深受欧美的医疗体制和古巴医生的影响，医护人员的医疗技术培训方面比较规范，但对新的技术和设备并不熟悉，基本上还停留在开放手术的时代，对微创技术和内镜治疗非常渴望学习和掌握。尤其对于泌尿外科来说，现在基本上采用经自然腔道和腹腔镜来诊疗疾病，创伤小、恢复快、特别适合当地比较肥胖的患者；除了微创技术，还有加速康复的理念，尽量优化围手术期管理，减少患者的应激创伤，使患者整个治疗过程处于比较舒适的状态，改善就医体验。在多米尼克援助过程中，开展了输尿管镜碎石、软镜取石、尿道狭窄内切开、经尿道膀胱肿瘤等离子整块切除、经尿道前列腺等离子剜除、经皮肾镜碎石、前列腺癌根治、经直肠前列腺穿刺活检、超声引导下经皮肾造瘘和膀胱造瘘、睾丸扭转急诊探查复位等技术。除了代表国家和广东省卫健委捐赠给多米尼克抗新冠防疫物资和单极电切镜，个人还捐赠了不易损伤黏膜的圆头导丝、取石篮等设备。

黄创新：我参加的第三批医疗队，专业领域涉及肿瘤内科、心内科、泌尿外科、眼科，为当地补充了医疗力量，同时也和当地医生进行交流并提供指导。我们眼科主要是指导当地医生进行白内障手术，包括小切口手法手术及超声乳化手术，还有眼内容物剜除术及义眼座植入术等。同时，我们在日常工作中点点滴滴的交流，潜移默化中，把当前眼科的一些先进理念和技术传授给了当地医生，也把我们带来的一些医疗器械都留下来，便于当地医生以后开展工作。

张浩：我们利用有限的医疗资源，不断开拓创新，解锁多项"第一"。我们先后完成了多米尼克首例大体积经尿道前列腺剜除术及当地医疗史上最大体积的前列腺剜除术，帮助多名无法排尿的老年男性重回正常生活；完成了多米尼克首例人工晶体双攀固定术，帮助更多的患者重建光明；完成了多米尼克首例选择性电复律治疗，并受到该国主流媒体的广泛报道；首次在多米尼克引入肿瘤疾病 MDT 诊治模式，为肿瘤病患提供最优诊治方案。在急症抢救方面，由于疫情影响，当地经济下滑，枪击案频发，泌尿外科和眼科为多名枪弹伤患者成功实施了手术，挽救了生命；同时心内科和肿瘤科应用临时起搏器及有限的医疗设施救治了大量的危重患者。

段芳：当地只有 2 位眼科医生，在我去的时候只有一位年龄比较大的医生在工作（即将退休），另一位医生赴外地学习了，大半年里可以说实际上只有我 1 位眼科医生在工作。到次年 5 月份，年轻的当地医生才学完归来。我们给当地提供了高质量的医疗服务，此外，我们医疗队也捐赠了眼科的裂隙灯和间接检眼镜等设备。

李巧巧：由于多米尼克本身不具备培训专科医师的条件，而多米尼克人自费完成专科医生培训以后因为经济原因也很少回到多米尼克工作，因此多米尼克是依靠外聘专科医生来维持医院工作的。中国援外医疗队给多米尼克补充多位专科医生，让多个专科可以继续维持工作。例如，在 2022 年 8—9 月，多米尼克当地的肿瘤科医生辞职、古巴医生回古巴，这 2 个月中就只有我一位肿瘤科医生继续工作。除了援外医生，中国还捐赠大量设备和耗材，支持多米尼克医院各个科室的日常工作，而肿瘤科接收的主要是化疗日常使用的静脉管。

3. 您在援多过程中诊治的患者数量是多少？

林茂：1 年的时间接诊了 400 ～ 500 名患者。

曹乾忠：一周出 3 次门诊，一般一次门诊能看诊 30 ～ 40 名患者。一周做 1 次手术，每次能做 5 台左右的手术。

王凤华：1 年大约 600 名。

方友强：我们的主要任务是为岛内所有泌尿外科疾病做急诊处理，定期每周专家门诊，诊治人数 700 多人次。

吴德熙： 援多 3 年，一共接诊超过 5000 名患者。

刘斌： 完成了接诊 2800 余人次的门诊患者，如果算上社区巡诊的患者，接诊患者超过 3500 人次；还完成了出急诊 70 余次的任务。在援助阶段共完成了 83 例常规手术，包括 71 例白内障手术、6 例翼状胬肉手术、4 例霰粒肿（睑板腺囊肿）刮除术、1 例睑内翻矫正术、1 台泪道探通术。

甄子俊： 我在多米尼克的援助期间，接诊了大约 5000 名患者。

王志强： 约 1000 名患者。

韩金利： 在援多期间由于新冠疫情的影响和病房、手术室搬迁及唯一的麻醉师休病假等影响，门诊和病房择期手术有时被迫停止。门急诊共接诊 555 名患者，病房住院 85 人。

黄创新： 受疫情影响，门诊及手术的开展断断续续。但一旦恢复工作，每天都和当地医生进行接诊。个人每月接诊 100 ～ 200 人次。

张浩： 任期医疗队共接诊门急诊患者 4051 人次，收治患者 362 人次，手术 104 台，抢救重症病例 62 人次，带教当地医生 67 人次。各专科医生，不惧疫情，坚守岗位，在医院人手严重不足的情况下，开展各项临床工作。我本人作为泌尿外科专家，共完成门诊 600 人次，急会诊 143 人次，手术 42 台。

段芳： 每天大概接诊 20 位患者，算上所有类型的患者的话，总计门诊量 2000 余人次，手术 80 余台。

李巧巧： 每月接诊 20 ～ 24 名患者，安排 12 ～ 20 名患者化疗。

4. 在援多的过程中，您遇到的最大的挑战及最大的收获是什么？

林茂： 援外任务主要的挑战包括适应远离祖国亲人的生活，适应当地人的文化生活习惯，适应当地的医疗环境开展诊疗工作和手术。收获了难忘的援外生活经历，感受了无私的人道主义精神，获得了当地人民的好评，以及我国对援外医疗工作的认可。

曹乾忠： 最大挑战在于一开始当地政府包括当地的医院对我们的要求和我们自己理解的要求是不一致的，他们想把我们当雇佣劳动力来用，我们的目标则是提高他们的学科水平。双方在这个认识上是有偏差的。经过了几次开会讨论，我们介绍了两国之间签订的协议内容，多米尼克方对我们的身份有了一个重新的认识，经协商后达成了一致。至于收获，我收获很多的感动，比如用我们的技术给患者做完手术之后，他们都恢复得比较好，都来表示感谢。另外的收获则是在工作上面，我作为医生，来多米尼克之前从来没有参与过国家与国家之间的这种外交活动，在援外期间处理问题时，把握原则还是很重要的。

王凤华：挑战有远离祖国亲人生活的孤单；当地生活的困难，飓风肆虐后岛国四处可见的重创，极度匮乏的物资，饮食文化的差异等；医疗环境的不利，诊疗条件的简陋、医疗设备的落后、医护人员的严重不足、初到医院院方和当地民众的不信任等。收获也有很多。例如：圆满完成医疗外交任务，从初到当地时的"不受待见"到完成援外任务时收获的无数赞誉，树立起中国医生技术精湛和无私奉献的好形象；收获中多友谊；难忘的援外生活经历，体验了岛国风情；作为医疗外交官，深切感受到祖国的大国担当和大国情怀带来的自信与自豪；深刻领悟了"不畏艰苦，甘于奉献，救死扶伤，大爱无疆"的中国医疗队精神和无私的国际人道主义精神。

方友强：援多遇到的挑战。例如：医疗体制不同，外科术前传染病检查并不是常规进行，因涉及患者隐私，而当地 HIV 高发，进行手术，特别是急诊外科手术时存在职业暴露风险；医疗队 3 名医生也遭遇重症登革热感染。援外收获，比如，切身体验了国外行医感受，认识了当地医生和当地群众，收获了友谊。

吴德熙：在援多米尼克的过程中，主要的挑战是医疗体制的不同和当地医疗设备的缺乏。求同存异，工作中看到对方的优点，比如：对患者隐私的保护，对生活乐观的心态。通过 3 年的工作，结交了很多当地的政府官员、医生和患者朋友。

刘斌：援多米尼克遇到的挑战首先是物质和人员的缺乏，很多时候需要身兼多职，医生、护士、技师的工作都要做，有时甚至还要担当维修工的工作。幸运的是，我工作以来注意自己各方面能力的学习，而不单单只掌握眼科专科知识，因此，在这过程的角色转变能比较好地适应。另一个挑战就是疫情，在援米尼克过程中遇到了 2 次疫情，一次是登革热疫情，另一次是新冠疫情。登革热疫情的时候，包括我在内共有 3 个队员感染了，其中一个队员还出现了昏迷，幸好最后我们都康复了。在这期间，国家、大使馆、当地华人、广东省卫健委和我们的单位都给予了我们很多帮助。新冠疫情刚开始时因为很多不 明确的情况，又在国外，心里还是挺担心的。在新冠疫情期间，我帮助改造裂隙灯，交流国内对新冠预防的经验，幸运的是我们 4 名队员在援助期间都没有感染新冠。最大的感受是当一个人在国外时，强大的国家是最大的保障，当我们遇到困难时，国家、大使馆都全方位地为我们提供了帮助。

甄子俊：挑战方面，我首先遇到的挑战就是语言和文化差异。我必须快速适应这种新环境，尤其是在沟通和理解当地的医疗实践上。其次，是医疗设施和资源。相较于中国，多米尼克的医疗设备和资源可能不那么丰富。这需要我以更有限的资源来提供医疗服务，这也是一种挑战。远离家人和朋友也是一大困难。我的生活几乎完全围绕着工作，有时可能会感到孤独和压力。收获方面：在专业技能方面，通过在困难的环境下工作，我提高了专业技能和应变能力。这对我未来的医学职业生涯有着积极的影响。也理解了多元文化。我学会了如何理解和尊重不同的文化背景，这使我对世界有了更宽广的认识。更加学会感恩和付出。这次援外经历让我更加深刻地理解到，尽管困难重重，但能为他人提供帮助，看到他们的生活因此得到改善，那种满足感和幸福感是无法用言语表达的。我更加珍惜我所拥有的，同时也懂得了分享和付出的重要性。

王志强：主要的挑战包括医院缺乏先进的化疗药物和必要的检查、治疗手段；患者排队等待检查的时间较长。主要的收获是，收获了跟多米尼克人民之间的友谊，包括医院同事和患者，以及普通群众。

韩金利：由于手术室人员不足和缺乏专业的设备维护及消毒管理规范，手术效率低，手术量少。主要的困难是手术日少，手术室利用率不高，麻醉师和医护人员缺乏。在援助过程中，最大的收获是能把我们的先进技术和理念带给当地的医院和患者，既能使他们获益也能扩大我国的影响，践行习近平总书记的人类卫生健康共同体理念，也了解了不同医疗体制的差异。

黄创新：困难是多方面的。一方面是疫情对工作的影响；另一方面，不同制度、不同文化对工作交流有一定影响。除此之外，在海外，一切问题靠自己解决，需要自己去承担各种医疗风险，这是一种很大挑战。最大的收获是个人能力得到最大限度的锻炼。在援外过程中，能够更加清晰地感受到自己对国家的爱；我为自己能成为一名援外医生，感到终身自豪。

张浩：思乡之情。受疫情影响，整整一年我们都无法回国探亲，偶尔看着海边都会有眼眶湿润的时候。多米尼克的艾滋病毒感染率为整个加勒比海地区最高的几个国家之一，手术前没有条件行艾滋病筛查，自己经历了2次医疗暴露，前后服用艾滋病阻断药均有接近2个月，心理和生理的压力是巨大的，但想到作为一个白衣外交官的使命感，这一切都值得！在国外行医会有在国内想不到的突发情况，疫情以来，当地经济受创严重，治安情况糟糕，枪弹伤时有发生。一次我遇到一名29岁男性，臀部和腿部遭枪击，膀胱内有大量血块，坐骨支被击碎，左腿股骨干骨折，子弹分别停留在骶骨前和大腿内，剖腹探查肠道完好，膀胱内可见2个枪眼，一进一出，盆腔积血。将膀胱修补好后，可见双侧输尿管开口喷尿正常，尿管尿液清亮；对于盆腔内可见的出血处给予缝扎止血。骨科会诊后认为骶前子弹取出困难且风险大，暂不予取出。向当地医生询问后，得知体表弹孔需要给予敞开处理，腿部就交给骨科处理了。按当地人说的，剩下的只能"God Bless"了，我也尽力完成了人生第一台枪弹伤手术。患者后来转危为安，顺利出院！援外的经历是硕果累累和值得怀念的。我们帮助了很多当地病患，并向当地医生传递了中国医生的技术和经验，更结交了许多当地的朋友，大家都很珍惜这一切，希望有朝一日能让更多人去看看我们美丽的祖国，愿两国友谊长存。

段芳：主要挑战是当地的医疗条件有限，比如，有些手术和治疗手段受限于医疗设施而无法办法开展。其他方面的就是生活上的困难和遇到的疫情等环境因素吧。收获也有很多，一时半会儿都说不完，最主要的就是深刻体会到了"白衣外交官"的责任和意义吧。

李巧巧：刚到多米尼克的时候非常不知所措，医院没有关于病历书写、收治患者、安排化疗等医疗程序规范，没有药品和可以开展检查的目录。我用了1周的时间去翻看了大多数化疗旧病历，总结化疗医嘱，抄药房药物表，最终形成文件并传给我国派出的下一批援多医生。在多米尼克的工作生活中经常会遇到一些新问题，都得自己去克服、解决。另外，我在多米尼克学会了很多新技能，比如种菜。

5.　在援多米尼克时，给您留下印象最深刻的一件事情是什么？

林茂：印象最深的是我国的医疗船"和平方舟号"访问多米尼克时，和医疗船的工作人员一起开展工作，为当地人民提供医疗服务，感受到强大的祖国和普通百姓的家国情怀。

曹乾忠：我印象最深刻的是一个急诊枪伤患者，到急诊时，他整个人的状态非常糟糕。他的眼睛也受了伤，这种情况在国内很少见，因此我对这位患者的印象格外深刻。他受了枪伤，一直处于昏迷状态，最终还是失去了生命。这让我意识到：在国内，我们的国家治安非常好，我们的国家非常安全。

王凤华："和平方舟号"到访多米尼克，与医疗分队一起奔赴岛上各个医疗点和在医疗船上开展医疗工作，为当地人民提供医疗服务，从中我感受到祖国的强大。

方友强：印象深刻是疫情期间成功抢救了 Fournier 坏疽合并脓毒血症患者，为其进行 6 次手术，成功救治了患者。

吴德熙：2021 年 5 月成功抢救当地一个 73 岁老年女性，她患有完全性房室传导阻滞，心率仅 22 次/分，在紧急植入多米尼克首例临时起搏器后病情稳定。

刘斌：印象最深刻的一件事应该是援助快结束时，帮一个孤寡老人做的白内障手术。这个老人家已经双眼盲7年了，因为白内障太过严重，以前就医几次都没安排手术，这次来看病也是抱着试一试的心态。我了解情况后，和科室及手术室做了沟通，都同意按急诊手术安排（在多米尼克如果不是手术日，医生是不能随便安排给病人做手术的）。术后第一天他的朋友本来要带他回医院复查的，但到他家时却找不到人，最后在教堂找到他，原来他迫不及待地自己揭下了包住眼睛的敷料，兴奋地走到教堂为我们眼科的同事点蜡烛祈祷。能帮助有需要的人，应该是一个医生最大的成就。

甄子俊：在援助多米尼克的1年时间，我有很多印象深刻的时刻，但其中最深刻的一件事却是一次对一个小男孩的治疗。他叫作米格尔，患有严重的伯基特淋巴瘤，因为当地的医疗设施和资源有限，他的生命处于危险之中。我们医疗队的到来给他带来了生的希望。我们用了几天时间，终于把他从死神的边缘拉了回来。看着米格尔从虚弱到逐渐恢复，最终能够跑出病房去玩耍，那种喜悦和成就感是无法用言语表达的。这一件事深深地提醒我，无论我们所处的环境如何，无论我们面对的困难有多大，我们都有能力去改变生活，去拯救生命，去让世界变得更好。这就是我为何献身医疗事业，尤其是援助那些需要我们的地方。

王志强：当地对医生的尊重。比如：疫情期间，超市和银行等限制人流，需要排队等候进入。但是只要跟工作人员说自己是医生，就马上可以进入。在药店买东西，只要告知自己是医生，无须出示任何证件，就可以获得20%的折扣。

韩金利：在多米尼克给我印象最深的一件事就是普通居民看病太难了！有个肾结石的患者，结石位于肾盂，有时会导致腰痛发作，可以通过经皮肾镜碎石取石治疗。由于是择期手术，又遇到疫情和手术室搬迁，患者从我到多米尼克就开始预约手术，但到我离开都没能安排，看到患者期待的眼神我感到很惭愧，希望他能早日得到治疗。

黄创新：一天夜诊，一名眼眶炎症患者前来就诊，他眼睑肿大，无法睁眼，一旦病情进展将有可能危及生命。我和急诊医师详细评估患者情况后为患者制订了诊治方案。用药治疗1周后，患者回到门诊复诊，精神抖擞，完全康复。患者对我们中国援外医生的付出非常感激。很多患者会说，中国是我们的朋友，感谢中国医师。

张浩：作为一个外科医生最大的成就感莫过于能用自己的技术让患者恢复健康并过上正常的生活，尤其是在援外医疗过程中，代表的不只自己，更是祖国的形象。印象最深的一件事莫过于收到的第一封英文感谢信，以及从患者复诊时口中说出的那句"Thank you very much"。真心为能帮到患者而感到高兴，更为自己能作为中国医生完成好援外医疗的答卷而感到自豪。

段芳：有位双眼失明的白内障患者，在他的手术完成后，他很开心，他的快乐感染了我，这件事情让我印象比较深刻。

李巧巧：工作中遇到一位小细胞肺癌的患者，他需要全身化疗和局部放疗。但当时发现多米尼克药房里面没有国内常用的化疗药物依托泊苷和顺铂，使用这两个药物需要申请。用这两种药物化疗一个疗程在中国只需要花费1000元人民币左右，在多米尼克却需要2000多美元，而多米尼克一个住院医师每个月的收入也只有1000多美元。他们每天的收入不如中国人民，而被迫使用比中国人用的还贵得多的药物，生活必需品、药物这些都靠美国输入，比美国国内价格还高。我不禁感慨，生活在一个没有制造业、物资不能自给自足的国家是多么艰难！国内前辈们流血流汗为我们开拓的发展前景是多么珍贵。

6. 在您看来，多米尼克的医疗在哪些方面还需要提升？

林茂：多方在医护基础设施设备方面仍需进一步提升，当地仍处于落后的状态。

王凤华：医护人员的增加，医疗设备的更新迭代、药品的补足、辅助科室（如影像、病理）等工作的开展及提升、岛国居民的生活方式，以及疾病的三级预防。

方友强：病房的硬件（现在中多友谊医院已建成，硬件上已提升很多）、微创设备需要进一步提升（尽管我国已捐赠常见的微创设备，但还有些不够，再加上设备老化等）；技术方面，最好医院能够留住本国专科医生，这样才能传承下去（听说多米尼克医生离职率挺高的）。医患方面，医疗系统信息化程度严重落后（绝大多数医疗资料为人工手写，电子病历系统、影像诊断系统需要加大、加快建设，使医生有更多精力投入到日常诊疗中）。

吴德熙：结合当地实际情况，改进和更新当地的医疗体系。

刘斌：当地医生和护士的很多理念都需要更新，如果有机会，让他们到国内来参观学习一下，应该会起到更好的效果。

甄子俊：从医生的角度来看，医生的训练和教育是非常重要的。在很多发展中国家，医生可能缺乏一些重要的专业知识和技能，这会影响他们提供高质量的医疗服务。因此，我们需要进一步加强对医生的教育和培训。从护士的角度来看，护士是医疗系统的重要组成部分，他们的工作压力和工作量通常很大。我们需要关注他们的工作条件和福利，提供更好的工作环境和待遇，以吸引和留住更多的护士。从患者的角度来看，在很多发展中国家，患者可能无法得到及时和适当的医疗服务。我们需要进一步改善医疗设施和服务，以满足患者的需求。此外，从供应链的角度来看，发展中国家的医疗供应链面临着诸多挑战，如药品和医疗设备的供应不足。我们需要提高供应链的效率和稳定性，以确保医疗服务的连续性。从健康教育的角度来看，在很多发展中国家，公众对健康的理解和认知可能较低。我们需要加大健康教育的力度，提高公众的健康素养。

王志强： 只有当地社会经济发展，政府才能向医疗行业投入更多的资源，改善医院员工的待遇，才能留住医护人员，最终让患者获益。

韩金利： 由于欧美医疗体制的限制，公立医院医护人员的聘任岗位少，缺乏团队的协作和效率，使得当地人民就医很困难，需要政府提供更多的岗位和聘任更多的医护人员。硬件可以靠捐赠，但熟练的医护人员更加欠缺，往往1个岗位就1个专业医生，遇到特殊情况患者得不到及时治疗。

黄创新： 主要的问题是当地公立医疗资源仍然紧缺，排期过长。而私立医疗资源昂贵，不少患者因为经济原因，无法承受。

张浩： 受当地整体医疗条件所限，他们还无法形成类似我们国内医生这种高效精准的诊疗模式，能采取团队式援助的模式会更好。

段芳： 当地的医疗制度和国内相比还是比较落后的，急需改善。

李巧巧： 多米尼克的医疗制度与国内相去甚远，援外医生只能适当展示所学、稍微提出修改意见。例如：作为肿瘤医生，我可以延长工作时间安排更多患者治疗，但是护士不同意，也只能尊重她们的下班时间；另外，国内捐赠的仪器缺乏英文说明书，多米尼克设备管理员不会使用也很难维修，造成大量设备浪费。

七、如果能再次选择，是否还会选择援多米尼克（参与援外工作）？

林茂： 如果再给我一次机会，我仍然会去执行援外医疗任务。

曹乾忠： 如果有合适的机会，我还会再去的，因为这是一件非常有意义的工作。

王风华： 是的。

方友强： 当然。

吴德熙： 目前我正在参与筹备建立中多心血管影像学中心，该项目需要短期为前往多米尼克，以协调中心的建设。

刘斌： 我认为援外工作是很有意义的，首先是帮到了有需要的人，其次是向世界展现了中国医者的力量和爱心。因此，能再次选择的话，我也是义无反顾的。

甄子俊：毫无疑问，我会再次选择援助多米尼克。虽然这是一项充满挑战的任务，但它也给我带来了无尽的满足感。看到我的工作能直接帮助到那里的人们，使他们的生活得到改善，这是一种无法言表的幸福。我认为这是我作为医生的职责和使命，也是我个人生活的一部分。我很荣幸能有机会参与这样的援助行动，如果还有机会，我一定会再次选择去援助多米尼克。

王志强：会去的。

韩金利：如果有机会，我还是愿意选择援助多米尼克，最好是外科团队一起组队巡回医疗，使患者能够得到及时诊治，弥补以前的遗憾。

黄创新：我还是会选择援助多米尼克，并且将会更加努力，为更多患者解除病痛。

张浩：一定会的。

段芳：我当然还是会选择援助多米尼克。

李巧巧：会。在多米尼克工作的 1 年，让我开阔了视野，学会珍惜目前所有，重塑个人追求。

8. 您觉得多米尼克最好吃的菜是什么？

林茂：多米尼克最好吃的菜是我们医疗队王风华教授煮的菜。

曹乾忠：我们刚到多米尼克的时候，中资企业请我们吃的大餐。全中式的，就按照中国的习惯做的那些菜，给我很深的印象，当时饿坏了，能吃到那么丰盛的饭，感觉太好了。

王风华："Are you hungry" 中餐馆的老板丽姐做的清蒸红鱼和 "海边小巴黎" 餐馆的 Pizza。

方友强：这个没什么印象了。

吴德熙：最好吃的菜就是中餐厅的火锅，因为其他地方吃不到。

刘斌：多米尼克没什么特色菜，做法以烧烤和油炸为主，但有很多好的食材，比如晚上在树上睡觉的鸡、一百多斤的金枪鱼，配合我们广东的做法，算得上相得益彰。

甄子俊：我在多米尼克的 1 年时间里，我品尝了许多当地的美食，但如果要我选出最好吃的一道菜，我想我会选择山鸡沙拉。这是一道以当地的山鸡为主要材料的菜肴，配以新鲜的蔬菜和特别的调味，既有当地独特的口味，又体现了多米尼克人对食材新鲜和健康的独特理解。它不仅美味，而且让我体验到了多米尼克的饮食文化，是我在多米尼克的生活中一份非常难忘的美食记忆。

王志强： 龙虾。

韩金利： 在多米尼克最好吃的就是"熊猫"餐馆的鲁菜了。

黄创新： 当地的海产品都很不错。我们有时会去当地中餐馆就餐。中餐馆会制作各种中国口味的海鲜和面食。但我最喜欢吃的还是自己和队友在医疗队驻地时做的菜，特别是队友自己种的丝瓜等蔬菜。

张浩： 应该是当地野生的海鱼吧。

段芳： 最好吃的是烤龙虾，蒜蓉烤龙虾。

李巧巧： 多米尼克是个礁石岛国，大量鱼全年供应，那里的野生石斑鱼和龙虾让人回味无穷。

9. 其他想与师弟师妹们交流的内容

林茂： 刻苦学习专业知识技能，发扬爱岗敬业的职业精神，拥有报效祖国的家国情怀。

曹乾忠： 常言道，读万卷书不如行万里路。这句话是有道理的，我们有机会应该多出去看一看。我认为，出国旅行可以让我们更好地了解不同的国家、文化和状态。通过走出国门，我们可能会更加珍惜自己的国家。无论是医疗条件、安全水平还是饮食文化，中国都有很多值得称道的地方。当然，去不同国家旅行也能让我们领略到一些特殊的风景，从而拓宽我们的视野。

王风华： ①在海外我更加深切感受到作为中国人的骄傲与荣光——大国担当，大国情怀；②体验医疗外交官的职责、使命——不同的国度，有着同样梦想；③人不分种族，医不分国度——大爱与人类命运共同体；④真情与技术，交流与信任——以技为根，以善为本，以德相待；⑤不忘初心，牢记使命——一份来自自己内心坚定的力量；⑥海纳百川，有容乃大——一颗微笑着看世界的心；⑦珍惜情缘，感恩陪伴和遇见。

方友强： 不积跬步无以至千里。平日里一定要苦练本领，治病救人时才可能妙手回春。

吴德熙： 机会只垂青于有准备的人。

刘斌： 机会都是给有准备的人的，作为年轻人要全方面发展，掌握一些跨专科的知识，这些知识说不定哪天就在你的工作中派上用场了。

甄子俊： 多学多练。

王志强： 除了读书破万卷，还需要多接触外面的世界，才会形成正确的人生观和世界观，更加珍惜现有的生活，更加努力为人类的健康事业奋斗。

韩金利： 随着我们国家的经济发展和民族复兴，人类命运共同体和

"一带一路"的战略实施，我们的民族自信和影响不断扩大，需要我们走出去发出我们自己的声音，传播我们优秀的民族文化。医疗外交是个很好的交流平台，希望学弟学妹们学好本领，将来在国际舞台上引领医学发展。

黄创新：医学的目的是为患者解除病痛。我们要学好知识，掌握为人民服务的本领。不忘初心，牢记"健康所系，性命相托"，践行"除人类之病痛，助健康之完美"的医学生誓言。

张浩：秉承"博学、审问、慎思、明辨、笃行"的中山大学校训精神，不忘初心，牢记使命，继续为习近平总书记提出的"构建人类卫生健康共同体"目标献上一份自己的力量！

段芳：能为患者带来光明，一切努力都是值得的。

李巧巧：有机会多出去见见世面，没有坏处。

编者心声

　　作为中山大学学生编写团队，在深入了解本次医疗援助之后，我们深感震撼、深受教育。

　　有召必应的家国情怀、背井离乡的无畏身影、治病救人的医者仁心……虽然无法完美地再现其中细节，但那份触动就像万里无一的奇景一样，驱使我们将这段故事和万千思绪倾注于笔端。在 4 年的援多米尼克工作中，中山大学附属医院前后共有 14 位专家老师远赴重洋，他们牺牲了假期、暂别了亲人，离开了熟悉的工作环境，积极投身于援外医疗事业。他们毫不畏惧地跨出国门，跨越山海，不惧复杂的外界环境，圆满地完成了这次援助任务。他们为加勒比沿岸国家的人民带去了健康，为世界的医疗事业发展贡献了自己的力量，在世界上谱写了属于中国医生的篇章。

　　"医者无国界"，每一个患者都值得被救治。当接到国家任务时，中山大学附属医院的专家老师们踊跃参与援外医疗工作，奋战在一线。他们以"一人一科"和大医精诚的责任担当，克服了多米尼克落后的医疗水平下的种种困难，将国内的专业知识应用于"全人类健康平等"这一最伟大的卫生事业。恶劣天气、水土不服、语言不通、设备落后、人员短缺以及新冠疫情等种种困难都无法阻挡他们心中"健康所系，性命相托"的信念。在异国他乡，每一位专家老师都竭尽全力做好每一次诊断和每一次手术，在现有条件下救助接诊的每一位患者。他们无愧于医生之名，更不负"中山医"之名。

　　春去秋来，日月交替，一袭白衣跨洲越洋，用心用情守护当地患者的生命健康。中国医生以行动诠释了"为人类健康事业奋斗终身"的不变誓言。

　　由中山大学选派的多米尼克医疗援助项目已经告一段落。而专家老师们这种不畏艰险，投身事业的精神值得我们传承和学习。他们在临床技术和语言方面，都展现出了卓越的能力和较高的水平。通过这次采编工作，我们深刻认识到医学是一门综合性的学科，需要不断学习和更新知识，才能更好地为患者提供医疗服务。此外，我们从专家老师们身上学到了敬业和奉献精神。援外医疗是一项具有挑战性和风险性的工作，但专家老师们始终坚守岗位，尽职履责。他们不畏艰辛，不辞劳苦，用实际行动践行着医者仁心的誓言，让我们更深刻地领悟医生的责任和使命。

本次编写工作是一次宝贵的经历。参与援多医疗工作的专家老师们的专业知识、敬业精神和工作方法都给我们留下了深刻的印象。我们希望以援外专家老师为榜样，不断努力提升自己，未来为祖国的医疗卫生事业贡献自己的智慧与力量。

赞 誉

媒体关注

　　从 2018 年至 2022 年，中山大学共派出 4 批医疗队远赴加勒比海执行国家援外任务，派出的专家涵盖心血管内科、泌尿外科、眼科、肿瘤内科等关键专业领域。他们在艰苦的条件下展现出卓越的专业技术和坚忍不拔的精神，为多米尼克医疗事业的发展做出了杰出的贡献。他们圆满完成援外任务，获得了广泛赞誉。其中，中山大学附属第一医院心血管内科专家吴德熙荣获"全国援外医疗工作先进个人"称号，受到习近平总书记的亲切会见及表彰；并作为唯一一名广东医生代表"登上"央视《时代楷模发布厅》，由中宣部授予"时代楷模"称号，展现了国际医疗援助中的中国"80 后"力量。中国援多米尼克医疗队被授予"援外医疗工作表现突出集体"称号，获国家、广东省多次通报表扬。中山大学派遣的援多米尼克医疗队集体的光荣事迹也引起了媒体的广泛关注。他们的故事不仅被多家主流媒体报道，而且多次登上人民日报、光明日报、央视新闻等国家级媒体。

　　据编者统计，截至 2023 年 11 月，中山大学援多米尼克医疗队相关报道被各类媒体转载超千次，各类报道累计浏览量逾亿次。他们不畏艰苦、甘于奉献、救死扶伤、大爱无疆，以实际行动诠释了"医者仁心"的崇高医德。他们将来自中国的友谊带到多米尼克，带到世界各地，将来自中国的大医精诚的精神带到全世界的患者身边。他们携手共建"一带一路"国家，携手世界各国，共同谱写人类命运共同体，"美美与共、天下大同"的美好篇章。他们为保障全球公共卫生安全，构建人类卫生健康共同体，增进世界人民卫生健康福祉贡献中国智慧、中山大学力量！

　　部分相关社会赞誉报道统计如下：

社会赞誉报道

报道对象	报道媒体或平台	报道题目	报道日期
中山大学援助多米尼克医疗队集体	中山大学	献大爱不辱使命！看中大援外医者在多米尼克熠熠发光丨医疗援助在行动	2019 - 12 - 01
	中华人民共和国驻多米尼克大使馆	驻多米尼克大使卢坤为中国援多医疗队送行	2020 - 07 - 13
	央视新闻客户端	严格防控新冠疫情蔓延 中国助力多米尼克率先实现确诊病例清零	2020 - 07 - 15
	中山大学附属第一医院	援外 50 年，我们铭记中山一院可敬的白衣外交官	2021 - 10 - 27
	广东健康头条	这群广东医生，远赴加勒比海岛拯救生命	2021 - 10 - 28
	健康界锋报	"2021 年援外医疗工作表现突出集体"获国家通报表扬	2022 - 01 - 27
	央视新闻客户端	国家卫健委：我国援外医疗队诊治患者近 3 亿人次	2023 - 07 - 04
	中山大学附属第一医院	中国－多米尼克心血管影像学中心和远程医学中心启动	2023 - 07 - 13
	央视网	今天，致敬中国援外医疗队群体！六十年跨越山海书写大爱无疆	2023 - 10 - 21
中国（广东省）第三批援多米尼克医疗队	广东卫生在线	出色表现受到国际赞誉！第三批援多米尼克医疗队"接力"出发	2020 - 09 - 28
	广东省第三批援多米尼克医疗队	出发	2020 - 09 - 30
	广东省第三批援多米尼克医疗队	到达	2020 - 10 - 01
	广东省第三批援多米尼克医疗队	我行现已了，今日复归来——第三批援多医疗队抵穗	2021 - 10 - 09

续上表

报道对象	报道媒体或平台	报道题目	报道日期
中国（广东省）第四批援多米尼克中国医疗队	第四批援多米尼克中国医疗队	多米尼克卫生部为医疗队队员举办送行会并颁发证书	2022 – 09 – 20
杨震医生	广东卫生在线	从死神手中抢回生命，广东援外医生成功抢救多米尼克心肌梗死休克患者	2018 – 12 – 14
	非洲华侨周报	生死时速！援多米尼克医生成功抢救重症患者	2019 – 02 – 02
	广东健康头条	中国首批援助多米尼克医疗队队长：那是我一生中最难熬的 10 天	2019 – 07 – 16
	中山大学	厉害！中大这位教授写下加勒比岛的多个"第一次"｜医疗援助在行动	2019 – 08 – 06
王凤华医生	广东卫生在线	从遭冷遇到被患者抱着不让走，广东援多米尼克女医生：祖国强大给我自信	2019 – 08 – 02
	中山大学	医术无国界！多米尼克民众舍不得这位中大女医生｜医疗援助在行动	2019 – 09 – 06
林茂医生	中山大学	小伤口、大跨步，这位中大援外医生将微创技术送到多米尼克｜医疗援助在行动	2019 – 08 – 23

续上表

报道对象	报道媒体或平台	报道题目	报道日期
曹乾忠医生	中山眼科中心订阅号	【人物】眼科医生曹乾忠：参加中国援多米尼克医疗队前线工作纪实	2018-09-21
	中山眼科中心订阅号	【人物】援外医生曹乾忠：跨国送医，播撒光明，传递友谊	2019-07-09
	中山大学	救急症、治疑难，中大这位援外医生为多米尼克送去"光明"！｜医疗援助在行动	2019-08-26
	广东健康头条	这位援多米尼克的广东医生，给自家小孩起小名为"多米"	2019-08-07
方友强医生	中山大学附属第三医院订阅号	【主题教育·典型篇】排除万难，这位国家医疗队队长在多米尼克治疑难、救急症	2019-11-21
	中山大学附属第三医院订阅号	【主题教育·典型篇】向世界递出"中国名片"，展现中国医疗队的专业与大爱！	2019-11-22
	广东卫生在线	方友强：执行国家援助任务，有付出也有收获	2022-09-26
刘斌医生	中山眼科中心订阅号	【资讯】刘斌医生赴多米尼克开展医疗援外工作	2019-07-16
	中山大学中山眼科中心	【人物】援外医生刘斌：参加中国（广东）援多米尼克医疗队战胜"登革热"纪实	2019-11-01
	中山大学中山眼科中心	【人物】用爱接力眼科援外，记刘斌医生在多米尼克的通关之旅！	2020-09-22
	广东健康头条	多米尼克驻华大使来穗治疗：感谢中国医生，给了我第二次生命	2019-08-23

续上表

报道对象	报道媒体或平台	报道题目	报道日期
吴德熙医生	中山大学附属第一医院	中国援多米尼克医疗队成功开展第一例临时起搏器植入术	2021-05-20
	中山大学附属第一医院	多米尼克驻华大使:"中山一院医生给了我第二次生命!"	2022-01-21
	广东健康头条	三年接诊超5000人!多米尼克卫生部舍不得这位广东医生	2022-10-26
	广州日报客户端	创下多个"第一",广东医生在多米尼克谱写援外医疗新篇章	2022-10-26
	人民日报客户端	援外医疗3年,他在加勒比海岛国多米尼克架起友谊桥梁	2022-10-27
	中山大学	三年援外,两度挽留,吴德熙在地球另一端创下多项"第一"	2022-10-29
	中山大学附属第一医院	医师节系列丨吴德熙:远渡重洋三年,诠释医者仁心	2023-08-16
	光明日报客户端	国虽有界,医者无疆!广东援外医生吴德熙架起中多友谊之桥	2023-10-22
甄子俊医生	中山大学肿瘤防治中心订阅号	中肿医生援外纪实(1)——出征	2019-07-04
	儿童肿瘤甄教授	中肿医生援外纪实(2)——受援国多米尼克医疗卫生状况调查	2019-07-14
	儿童肿瘤甄教授	中肿医生援外纪实(3)——关注多米尼克肿瘤诊治"慢节奏"	2019-08-08
	儿童肿瘤甄教授	岛国义诊,诉说中国故事丨中肿医生援外纪实(6)	2019-10-22
	中山大学肿瘤防治中心订阅号	援外医生手记:在践行援助使命中诠释中国担当	2019-12-02
	广东卫生在线	广东援外医生甄子俊,你为患者看病东奔西跑、守岗战疫的样子,真帅!	2020-08-14

续上表

报道对象	报道媒体或平台	报道题目	报道日期
王志强医生	中山大学肿瘤防治中心订阅号	援外故事丨作为队长的他勇担重任，为疫情下的多米尼克带去温暖和希望	2021－02－03
		医术无国界！看中肿医生在多米尼克的大爱无疆	2021－10－18
韩金利医生	中山大学孙逸仙纪念医院	逸仙人在基层丨 把爱带到加勒比海——记援外专家韩金利副主任医师	2021－02－04
	中山大学中山眼科中心	【人物】中山眼科中心援外医生黄创新：疫情下的多米尼克，因为他们而温暖	2021－01－29
黄创新医生	揭阳一中广州校友会	援外医者黄创新：做中国医生感到很自豪！	2022－01－27
	第四批援多米尼克中国医疗队	多米风情＆第四批援多米尼克中国医疗队出征	2021－11－03
张浩医生	健康网	张浩：作为援外医生，有了更强烈的使命感和责任感	2022－10－31
	广东卫生在线	援多米尼克的广东医生，分享了这些真实故事	2022－11－02
	光明日报客户端	中山三院张浩援助多米尼克归来	2022－10－31
	家庭医生在线	逆行的"白衣外交官"中山三院张浩圆满完成援多任务凯旋！	2022－10－31
	医联媒体	远渡重洋的医者仁心——"白衣外交官"张浩援助多米尼克归来	2022－10－31
	中国新闻网	粤医生援多米尼克一年：开展多个首例"授人以渔"助泌尿外科发展	2022－11－01

续上表

报道对象	报道媒体或平台	报道题目	报道日期
李巧巧医生	中山大学肿瘤防治中心订阅号	"qq医生"在多米的援助故事，想听听吗？	2022-06-09
	人民日报客户端	援多米女医生返岗一周，转身便加入"家园保卫战"	2022-11-19
段芳医生	中山眼科中心订阅号	【资讯】多米尼克又来了一位中山眼科人？我中心段芳医生不惧疫情，远赴多米尼克开展援外医疗	2021-11-26
	中山眼科中心订阅号	【资讯】援外医生段芳："当地医院同事接连感染新冠肺炎，我唯有小心翼翼又义无反顾地工作在临床一线！"	2022-03-18
	中山大学中山眼科中心	【援外】中山眼科中心援外医生段芳，为多米尼克眼科发展添砖加瓦	2022-11-07
	中山大学统一战线	我校民盟盟员、中山眼科中心段芳副主任医师助力多米尼克眼科发展	2022-11-25

后　记

　　时光飞逝，在中山大学各相关附属医院的大力支持和医院管理处王明飞老师组建的师生采编团队的不懈努力下，《中山大学医疗援助多米尼克纪实》终于如期出版了。这本图文并茂、精心编撰的纪实手册，记录了由我校选派的中国援助多米尼克医疗队的光辉事迹与卓越贡献，不仅体现了中大援外医疗队的专业能力，更彰显了中国在国际医疗援助中的大义担当。

　　在本书的组稿与编撰过程中，编写团队孜孜不倦，为每一章节倾注心血，以期真实而详尽地展现每批医疗队在多米尼克的援助历程。这支由我校师生组成的采编团队，经过持续的努力，成功记录并整理了中山大学对多米尼克的医疗援助史，将医护人员们精湛的医疗技术和不畏艰辛的精神，如实地呈现给读者。

　　习近平总书记在2023年2月曾回信勉励我国援外医疗队队员，并指出，"中国人民热爱和平、珍视生命，援外医疗就是生动的体现。希望你们不忘初心、牢记使命，大力弘扬不畏艰苦、甘于奉献、救死扶伤、大爱无疆的中国医疗队精神，以仁心仁术造福当地人民，以实际行动讲好中国故事，为推动构建人类卫生健康共同体作出更大贡献"。医者仁心、大爱无疆，在疾病面前，医疗无国界。为有需要的人提供帮助，对医务工作者来说既是义务，更是责任。如果读者朋友们能够通过本书了解到中山大学援多米尼克医疗队的事迹和精神，甚至愿意以自己的方式为人类卫生健康事业贡献一份力量，相信本书的编撰目的也就达到了，各位编写人员虽苦亦甜。

中山大学校长助理
中山大学医院管理处处长　林东昕

2023年12月

萬物之中希望至美

歲在己亥之春 常沅於富下

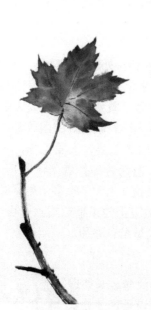